どろ賢《かしこ》経営

町の歯科医からアジアの歯科医、
そして世界へ

川本 真
KAWAMOTO Shin

カナリア書房

はじめに

2013年8月下旬、デンリッシュ取締役の田村氏から提案があった。

「先生、本を書きましょう。うちのブランド化のためには先生の本が必要です。ぜひ書いてください。」

彼は、我が社に自称〝広島ワク〟で入ってきた男だ。歯科医院の海外出発（開院）を目指していた海星会（歯科医療法人）はデンリッシュというMS法人を私の考えに賛同してくれた方々と共に作り、主に海外の人事、総務、渉外、労務を担当してもらう役員を募集していた。ことのほか応募者が多く、英語が堪能な2名がすぐに決まった。最後に彼を面接したのだが遅刻はしてくるし英語はあまり話せないという。その場に履歴書を置いておいたのを覚えている。

翌日、内定者のうち一人が電話で交渉してきた。「もう少し月給を上げてもらうわけにはいきませんか。生活がありますので……。仕事には自信があります。」なんとなく嫌な予感がして、その日のうちに彼にも内定を出した。

私は決断した。「英語ができなくたって、あの人懐こさと笑顔があれば海外で通用するだろう。」

私の勘は当たり、1年近くたった今ではデンリッシュになくてはならない人材となっている。彼は私が彼と同郷であるからとってくれたと思っているようだが、私は当初から彼の才能を見抜いていたのだ。

その後、内定者の一人は辞退し、もう一人は最初のハワイ出張で様々なトラブルを起こし、退職していってしまった。

今、その時の募集で残っているのは、彼と、遠方からの応募で面接が遅れていた2名、太田氏と山崎氏の3名。とてもいいチームワークを発揮していて、今後の展開に楽しみをもたせてくれる部署である。


この採用一つとっても、かなりのドラマがあったし、様々なことが予定通り画一的にいかず、いつも悩んでいる。しかし結果的にはどうにかなってしまって、後で考えると「あの時は大変だったけど、今はその遺産があるからこそやっていけてるんだな」と思えることが多数ある。

私は30代の頃歯科医院開業に向けて、開業後は経営難にぶつかる度に、様々な自己啓発本、経営、経理、How to本を読んだ。多いときは週に4、5冊読んでいたような気がする。そうでもしないと不安で不安でしょうがなかった。

今思い返すと、当時の自分の境遇と状況にフィットする本はなかなかなかった。あまりに、規模、組織が大きすぎ夢物語的なもの、反対に明らかに個人に傾倒しすぎ対人的な考察がないものが多かった。それでも片っ端から読破していったのだが……。

「この本を書くことにより、似たような環境の人たちの一助になるかもしれない」私はふとそんなことを考えた。

後で紹介するが私がやっている歯科医院経営は実に様々な能力が要求される。ゆえにかなり困難である。しかも零細経営が多く特殊なのでなかなか世間に共感されたり、興味を持たれたりすることは少ない。

歯科界で有名な先生は多数いるが、ほとんどが歯科医師と歯科衛生士の間で有名であって、その書く本も99％技術的なhow to本だ（あたりまえか……）。しかも、いくら歯科界で有名であっても、世間ではほとんど知られていないのが歯がゆい。２０１２年4月からデンリッシュの代表取締役に任命した角君も、いつも其のことを憂いている。できればこの本がきっかけとなって、歯科界の素晴らしい先生方にもスポットがあたればもっと好ましい。

なんて大きな風呂敷を広げてみたが今の私にはまだまだ能力不足で発展途上だ。

売り上げが千葉県で第2の法人が、年商11億円と少しで全国15位（帝国データバンク調べ）だそうだ。（我が法人が今期にもこの法人に売上では肩を並べる予定だ。）

こんな小さな業界のこんな小さな組織のこんなどこにでもいるような凡人の書く大して参考になることも少ない本をいったい誰が面白がるのか……。世間の人々からの罵声が聞こえてきそうだ。

しかし、だからこそ書かねばならない。また私の反骨心がふと心をもたげてきた。いつも何かをするとき周りの人は賛成してくれたか？　開業する時、分医院を出す時、ＣＴを購入する時、ハワイの技工所を購入する時、アジアへ展開しようとする時、反対意見の方が圧倒的に多かったではないか。１００人のうちの二人か三人が面白いもっと読みたいと言ってくれればいい。世の中そんなもんだ。なんとか自分に言い聞かせ筆を進める事にした。

海星会　十か条

1　叱らぬは鬼、叱って初めて自分の愚かさを知る。
教えぬは鬼、教えて初めて自分の無知を知る。

2　困難は、逃げれば倍になって追ってくる。
立ち向かえば半分に減り、いずれそれは姿を消す。

3　なんとなく仕事をするな、なんとなく遊ぶな。
人の倍、3倍働け、仕事が終わったら人の3倍遊べ、楽しめ。

4　嫌なこと、面倒くさいこと、大変なことをするのが仕事。
一心不乱にそれをこなせば、それはいずれ楽しみになる。

5　患者に興味を持て、患者を好きになれ、患者を愛せよ。
医院に興味を持て、医院を好きになれ、医院を愛せよ。

6　医院が何をしてくれるのではなく、医院に何が出来るかを考えよ。

7　医療はサービス業、ファーストクラス、一流ホテル並みのサービスを目指せ。笑顔を忘れるな。

8　今の時代、ちゃんと働く、しっかりと働くくらいではダメ。ガンガン働き、バリバリ仕事せよ。

9　不平不満を言うな、語るなら、愛、夢、希望を語れ。

10　人のあら探しをするな、人を批判するな。その時間を自己を研き高める時間に変えよ。

＊人の幸福を我がことのように喜び、人の不幸は、分かち合え。

本書は主に若きドクターや若き経営者、若き管理職のために書きました。コラム欄には

はじめに

私がこの13年間ミーティングや新年会などの度使用してきたレジュメ（ステートメント、テンプレート）を載せてあります。どうか参考にして下さい。

２０１４年1月、千葉市若葉区にて

川本　真

どろ賢経営——目次

3章　好きなこと、もの——87

4章

考え方、習慣

海星会のミッションⅣA

Ⅰ. Agreement（Informed Consent）

Digital Soft Visual Device 等　充実したデンタルインフラを駆使して患者にわかり易い説明をしていき、安心安全な治療を目指します。

Ⅱ. All Over（Total Balanced Treatment）

訪問診療を通じ、全身慢性疾患に関して、医師と同レベルの知識を持ったDentist

看護師と同レベルの知識を持った歯科衛生士の育成に力を入れ、その知識を生かした治療をしていきます。

Ⅲ. Advanced（Advanced Treatment）

インプラント、審美歯科を中心に積極的に高度先進医療を取り入れ、それを遂行していきます。

Ⅳ. Abroad（Look Abroad）

日本のみならず、海外の歯科事情に目を向け、いずれそれに関わっていきます。

1章

2013年の海星会、
デンリッシュ

２０１３年９月12日（金）22時20分

「パパ、幸奈ちゃんから電話よ!!」「インプラントがなんとか……」うちのカミさんが家にかかってきた電話の子機を渡した。「○○さんのＯＰＥ計画書。今日ＦＡＸすることになっていたでしょう?!」次女（幸奈）からの声。頭が真っ白になった。

完全に忘れていた。今まで治療と経営だけには神経を尖らせ、なんとかまがりなりにもやってきた自負はあった。しかし……。

言い訳はしたくない。が、月、火曜日９時から22時まで診療。水曜日９時半～京葉銀行と融資打ち合わせ、10時～この原稿を書くことになったカナリア書房との会議、13時～ANZ BANKとの初顔合わせ、16時～ハワイから帰国（技工所をこの９月に作った）の山崎愛氏（デンリッシュ取締役　経営企画室所属）との会食報告会。木曜日　10時～テクノス（本院の改装工事会社）打ち合わせ、12時～インプラントＯＰＥ（上顎前歯部）13時半ごろＯＰＥが終わりカミさんと昼食をとりホッとして16時から20時まで昼寝をしてしまった矢先であった。

たしか９月10日の15時頃９月17日（火）のＯＰＥ予定のインプラント計画書を本院にてＣＴを確認して作成し９月12日までにＯＰＥをする分医院に送る約束をしていたのだった。手帳にも９月12日テクノス打ち合わせの前に８時から患者○○ＯＰＥ考えると印してあった。

「しょうがない。今から作成して明日朝一番でＦＡＸするよ。」約束してなぜか今この原稿を書いている。明日は早朝3時に起きて本院に向かう予定である。13時には山梨の温泉地で初の執筆活動するために……。以前私は理事長の仕事を理解してもらおうとミーティングの際、理事長の仕事を銘打ったワード（Ａ4）を作成した。

理事長の仕事

２０１０年10月9日（作成した時の日付）

- インプラント治療
- トラブルの解決
- 高度高密度治療
- 新人ドクター育成、研修医教育、
- ドクター面接
- ドクターシフト決め
- 人事……労務、歯科衛生士マネージャー、秘書、事務長、分院長、副理事長
- 経営……銀行と交渉、リース、返済、証券会社、

- 機材材料の仕入れ決定
- 歯科医師会（3歳児検診、介護予防教室、障害者要介護者治療等）
- 介護認定委員会
- 経営者協会、商工会議所
- 渉外活動
- 営業
- 介護施設等の責任者、ケアマネ等との会談、接待
- 担当者会議
- ITI Study Club
- Esthetic Restractive Treatment Handson Course
- 各種同窓会

労務的、経理的、総務的なことは理事長に振らない
自分たちで解決すべし

今読むとなんだか照れくさいやら恥ずかしいやら……。一生懸命自分を理解してもらお

うと努力すればするほど人は自分には関心がなくなっていくような気がする。しかし今回の出来事で少し誇りに思うことがあった。それはスタッフの患者を思う気持ち。仕事をきちっとやろうとする気持ち。そして私自身の普段の態度やスタッフの私に接する心構えである。通常の医院（特に歯科医院）はドクター一人（院長として経営者も兼ねる）のワンマンが多い。頭ごなしに〝やれ〟〝なんだ、その態度は〟などワンマンの暴言が目立つ所が多い。

そんなワンマンが失敗をした時、果たしてスタッフはそのワンマンに注意忠告できるだろうか。我が医院はそのあたりが割とフラットである。患者の治療が安全、円滑に進むことが第一に考えられている。その原理原則の前には誰が偉いとか誰が主任であるとか誰に従わなければならないとかは二の次だ。この伝統を守っていきさらに発展させよう。この本を書く動機と決意が出来上がった。

２０１３年は海星会が発足して10年目となる節目である。（都賀デンタルクリニックという最初の医院の開業『２０００年11月開業』から換算すると、丸13年がたち14年目だ）なぜか今年デンリッシュの設立とハワイの技工所の買収、カンボジアの歯科医院設立、都賀デンタルクリニックの大改装、と様々な big event が立て続けである。尚且つ今まで９年務めてくれたドクター、６年務めてくれたドクターの開業、４年半勤めてくれたドクターの退職、帰省も例年にないことである。ステージが変わろうとしている。なんかそんな感じだ。昨年度から何か変化があったのか……。思い当たる節があった。

昨年度の経理上、売り上げが初めて年10億円を突破していたのだ。たかが数字されど数字である。桁が一つ変わると何か見える風景まで変わると言っては大袈裟か……。

小学生のランナーが初めて10km以上走れたとき。
プロ野球のピッチャーが10勝以上挙げたとき。
投資家が初めて一億以上稼いだとき
100mランナーが初めて10秒を切ったとき
会社の従業員が1000人を超えたとき
エンターテナーが初めて一万人の客を集めたとき

おそらく当の本人には同じことが起こると思う。その瞬間、その刹那、何かが違うと見えてくるのだ。プレッシャーも同時に大変になる。なぜなら本人たちはそれを維持するために大変なエネルギーを要するからだ。

プロのスポーツ選手や芸能人がその圧力に屈して2、3年でダメになっていく。下降線をたどっていく姿を我々は何回も目にしている。さあ、大変だ。私にはこの境遇を乗り越えるだけの体力や精神力・知力・創造力を持ち合わせているだろうか。冷静に判断しなければ……。気持ちばかりが焦る。しかしやらなければならないことがどんどん増えていく。

解決策はただ一つ。毎日コツコツと一つずつ確実に仕事を片付けて〝できた、やった〟という自信を持ち続け、〝やらねば、できない〟という不安を解消していくことである。今までのこの方策で事を進めると、また壁が……。そんな日々が続いてしまっている。いかん。こんなはずでは……。

これまでのやり方が通用しなくなっている。やはりステージが変わったのか？　今第2の解決策を模索中である。なるべく人にまかせてみることだ。我が法人社には170～180名の優秀な人材がいるではないか。

ハワイ

清水氏（26歳の若きホープ　技工士）にほぼまかせる。私は投資のみを行い事務的なことと渉外的なこと広報的なことは、取締役の山崎愛氏の報告を信じる。

このことを徹底していったら気持ちがスッと楽になった。自分であれこれ考えないですむからだ。今度ハワイに行ったらファーストハワイアン銀行の○○さんと会って小切手を切って○○円をドルに換えて……。

弁護士とは誰がいつまでに保険に入るべきか、ビザをとっていくべきか相談して、なんて考えていては普段の業務に支障が出てしまう。これらの細部はなるべく現場の人たちにやってもらって、現場の人たちでどうしようもない投資と大きな人事の問題だけこちらから提案していけばそれで十分だろう。

カンボジア

太田氏（33歳の若きデンリッシュ取締役。主にアジア海外事業と私の秘書業務を担当している）にどんどん進めてもらう。元々プノンペンのヴァッタナックの話を持ってきたのは彼だ。事業計画も彼が作成し、会計士にチェックしてもらうという形で進んでいる。英語も自分より堪能だしなにせ肝が据わっている。以前、ホテルやレストランの管理を任されてやっていた経歴が物を言っている。しかも海外で。

私は彼を100％信じ、できれば、将来海外の医院全体の統括者にしようと考えている。ハワイと同じく、投資と大きな人事以外には口を出さないでいく方針だ。（彼はドクターでないのでドクターの治療方針と教育には、何らかの形で私が関与しなければならないことは彼も理解している）

都賀デンタルクリニック大改装

現場の衛生士や助手（主に若き女性スタッフ）に主導権をとってもらう。以前5医院と1技工所、2事務所の内装工事に立ち会ったが、それはそれなりに大変なエネルギーを要する作業であった。しかも治療や会議の途中で図面をチェックするという過程が多く、集中力を欠いてしまった故、後で「なんでこんな使えない棚を設けたのですか？」とか「こんなのではA４の用紙や本が入りません」とか「高すぎて届きません」とかいった苦情が降って湧いてきた。

だったら最初からそれを主に使う衛生士や助手や受付に任せた方が良い。私の判断は当たり、副分医院長の副島ドクターを含めた数人のスタッフで、今元気に大改装進行中である。この医院が完成したら海星会に大きなうねりがやってくるだろう。そんなことを期待させる図面、計画書が出来上がってきている。

デンリッシュ技工部新設

もう２０１３年の５月には完成したのだが、今までに院内に併設されていた院内技工部を新しくデンリッシュ技工部としてテナントを借りてOpenさせた。

それはそれはスタイリッシュな技工所で自分で悦に入ってしまっている。よく考えたら、この技工所は先ほど任せているといった清水君や鈴木君といった若き技工士たちにまかせて作り上げたもので、私はほとんど口を挟まなかった。というより、口をはさむ余裕がなかった。おかげで彼らのやり易い彼らのツボを押さえた技工所が、今活動中である。

デンリッシュ設立

あたりまえだが日本の医療法人は海外に医院を設立することが出来ない。内部留保でさえも解散時には国庫没収という法律が出来上がってしまっている。我々の方策はＭＳ法人を作ってこの悪法に立ち向かうしかない。こうしてこの４月にデンリッシュの立ち上げが決った。今のところ総務部、営業部、ＴＣ部を皮切りに全部門独立していき、その蓄積した技術やノウハウを海星会だけでなく他の歯科医院や医療機関に伝えていきたいと考えている。そう遠くはない目標だ。

ＯＪＴ（On the Job Training）

海星会は接遇に関して様々な試みを行ってきた。ある時は日航のセミナー部隊と契約して医院に来てもらい立ち居振る舞い、敬語の使い方、電話の応対の仕方、挨拶の仕方、様々な接遇の基本を教えてもらった。また、時を変え今度はその分野の大家、朝倉千恵子先生にもお越し頂いて企業人としての心構えから礼節、礼儀の講習会を企画した。こちらで３～４人厳選して朝倉先生の事務所（新丸ビル）まで学びに行かせたりもした。その都度少しずつ進歩するのだが半年、１年、２年経つとだんだん忘れられ（人の入れ替わりもあり）また元に戻ってしまうという経験を繰り返してきた。今度こそ長続きする効果的なＯＪＴをと今、６月から半年かけて能勢講師を中心とする株式会社エンパワー21という会社に委託中である。もちろんそのあともＴＣを中心とする部隊に引き継がせＯＪＴを浸透させて行く心づもりだ。妥協はしない。

ＴＣ（Treatment Coordinator）

一年以上前からＴＣ制度を本院（都賀デンタルクリニック）を中心に始めた。初診時や再診時、患者さんの要望を詳しく聞く、補綴物の説明やカウンセリング、契約書（同意書、治療計画書といった文書）の作成、治療内容の説明、新しい器材や器具の紹介、ドクターの真意を患者さんにわかりやすく伝える等、その役割は大きい。

元々、台湾や韓国などに旅行に行った際、歯科医院を見学することが多いのだが、その時彼ら彼女らの活躍を目の当たりにしたことがこの制度の導入のきっかけとなった。

彼女らは間違いなく輝いていた。仕事が楽しくて楽しくてしょうがないといった表情で患者さんに接していた。我々のＴＣ部も進歩はしているのだが我々が手本とした本家本元のＴＣと比べるともう少しという気がする。教育と熱意が必要か。もうひと頑張りだ。

なんか原稿を書き進めていくうちに少し勇気が湧いてきた。大変で結構無責任だが、今のところなんとかなっているので、それでいいのではないか。放置だけには注意して彼ら彼女らをしっかりと見守っていってやろう。なんだか50歳になった自分の脱皮が今始まった気がする。

コラム1

頭のチャンネルを『できる回路』にする

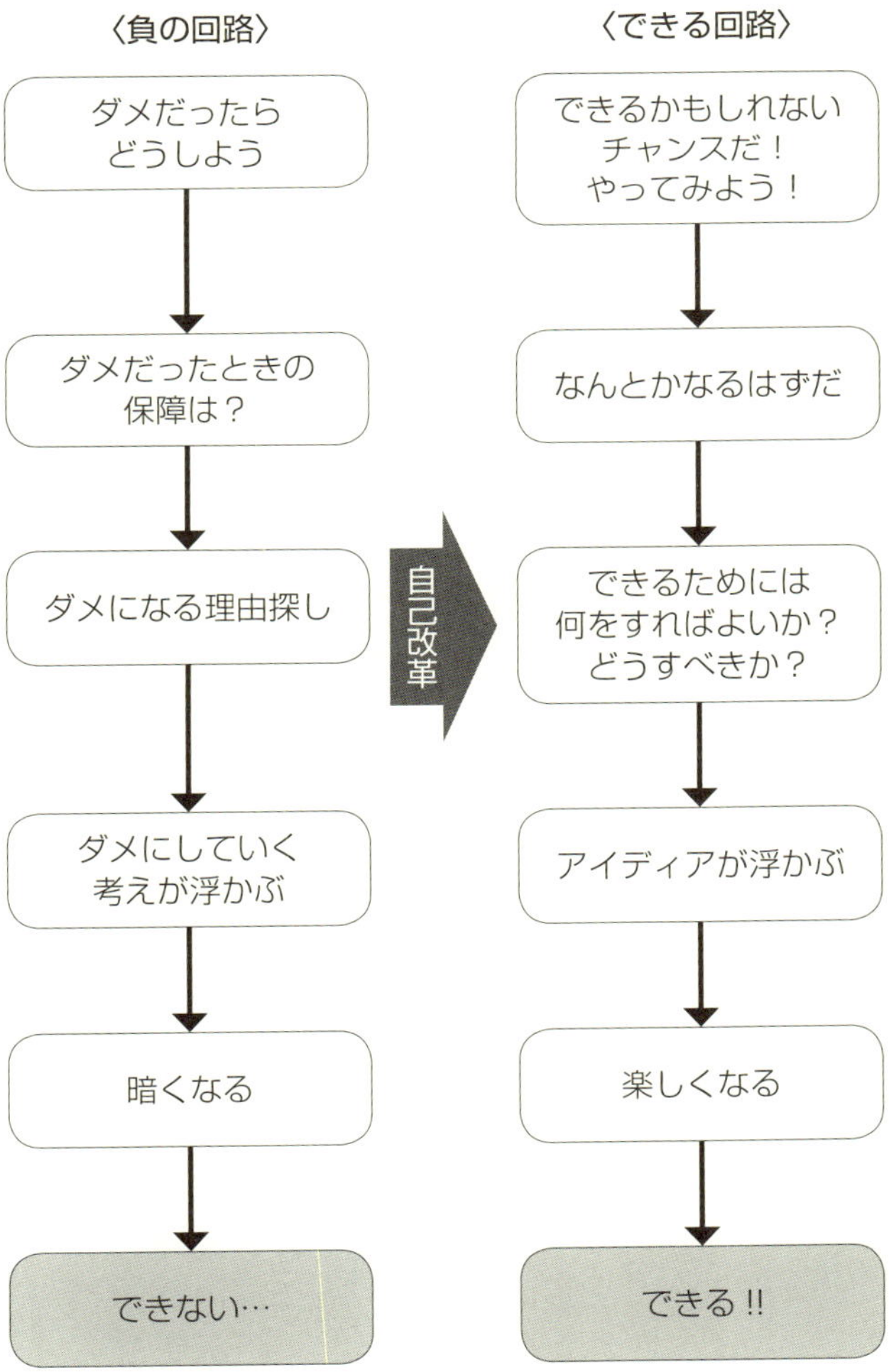

人類は〈できる回路〉で飛行機を飛ばし、携帯電話をつくり、ビルをつくり、橋をつくり、様々な文明を築き上げた。

「あんな金属の塊が空を飛ぶわけがない」という〈負の回路〉を見事に粉砕して飛行機をつくった。

今、歯科界、海星会はともすれば、若いドクターが多すぎてレベルが低くなっていると意地悪く言われることがある。しかし……

- ドクターが大勢いれば、患者の中には必ず彼らの要求にあうドクターが見つかる可能性が高くなる。しかも、ドクター同士が刺激しあえば、独りでやっているところよりもレベルが上がるはずだ。
- レベルの低い人は、レベルの高い人に引っ張られて、全体としてレベルが高くなる。と考えれば、医院にとっても、各個人にとってもハッピーではないだろうか？

コラム2

時間という概念

A　短い方がいいもの……治療時間

患者にとっても、もちろんドクターにとっても治療の質と効果が同じであれば、治療時間が短い方が好ましい。特に保険治療においては、日本国憲法第25条を念頭に入れてほしい。第25条　すべて国民は、健康で文化的な最低限度の生活を営む権利を有する。国は、すべての生活部面について、社会福祉、社会保障及び公衆衛生の向上及び増進に努めなければならない。

すなわち、保険治療においては、「最低限度の生活を営むに足る治療（以下x）」をなるべく短時間で行うことが肝要である。（経験の短いドクター〝通常1～3年目〟は、なるべく早くxを身に着けてほしい。）

B　長い方がいいもの……経験、経過観察（以下y）

歯科衛生士にも言えることだが、xを身に着けたら、より多くの経験を積み重ねるのが望ましい。そして自分が最初から最後まで施した症例の経過をじっくり追っていってほしい。これには少なくとも3年から5年はかかる。そのうえでその結果においてとる態度が3通りある。

①結果を冷静に判断し、もし思わしくない結果であれば、その原因を探り、同じミスを繰り返さないよう努力し、再度チャレンジする。

②結果を自分の都合のいいように判断し、その原因を他のことや他人のせいにし、再チャレンジするが、同様の結果しか得られない。

③結果が悪い場合、打ちひしがれ、二度と同じことにチャレンジしない。

ｙが2～3年以内であるにもかかわらず、教科書的な知識だけでわかったような口をきく人を、社会は相手にしない。（歯科に限らず、他の業界でも同様）従って、自分のやった仕事の結果を見ずに2～3年で仕事場を移る人も同様である。

（どこの会社も履歴書での重要チェックポイントの一つが職歴のこの欄である）

また、②の人も徐々に社会から相手にされなくなるであろう。③の人は、社会は許すと思うが、私はあまり相手にしたくない。

完全だと思った根充が2～3年でｐｅｒ化した。完全にセットできたと思ったＢ

ｒが脱離した。かなりきれいに詰めれたと思ったＣＲが二次カリと変色で見るに堪えなくなった。インプラントが5年以内に脱離した。Ｐが2年で再発した。インレー脱離の歯質が二次カリだらけだった。こんな思いをしたら謙虚に①の態度で臨もう。こんなことは一度もないというあなた。あなたはおそらくｙが足りてない人だと思われます。もう少し謙虚になりましょう。ｙを積み重ねましょう。

2章

半 世 紀

私は今年（2013年8月8日）50歳になった。自分としてはあっという間。あーあ、もう50なのかって感じである。

余談ではあるが、最近よく口にする『何が何だから』について一言説明させて頂きたい。40も半ばになった頃から、皆さんにも覚えがあるだろうが（すいません。若い人向けに書いているのだった。この本は……。）物忘れが激しくなってきてしまった。普段使っている器具や器材の名前がパッと出てこない。毎日のように会っている人の名字や名前を突然忘れてしまう。それで或るときスタッフに「その何だ。何を持ってきてくれないか」とジェスチャー付きで訴えたところ、彼女はいつもの倍のスピードで目的物を持ってきてくれた。

それ以来臆せず「何だ。何をしてくれ。」「何がし君。何を頼む。」などジェスチャーを多用するようになってしまった。まだ慣れていない新しいスタッフは「わかりません」と返答しているが、1カ月もしないうちに慣れてしまってなんとなくわかるようになるようである。

気をよくした私は、もう頑張って思い出さなくても忘れてしまったことはそれとして受け入れよう。その代り脳の衰えに繋がるので後で気になることはしっかり聞いて思い出そうというスタンスになってしまった。

今日も医院のあちらこちらで私の「何がし　何だ　何ダカラ」が連呼されるのだがそれを恥ずかしがらず使っている自分を許容しながら、他人に迷惑をかけていることだけは自覚して、日々物忘れ対策は行っていきたいと思っている。そんな自分も皆さんがそうであるように最初から物忘れの激しい少し疲れた感じのする額が広くなった50歳であるわけではない。10代の時もあり20代の時も30代の時もあった。半世紀生きてきた記念に少しだけ私の半生を紹介しようと思う。自分の記憶がまだ確かなうちに!!

幼少期

私が生まれたのは、広島県呉市。１９６３年、８月８日のことである。ことのほか色白で、目ばかりの大きなかわいい子だったと聞いている。体重も３キロはあったらしい。父親は、地方の新聞記者をしており、幼少期は、広島県内ではあるが移動が多かったようだ。

父も母も若く（出生当時父28歳、母24歳）、まあ多少の苦労はしたが高度経済成長の絵に描いたような中流家庭であった。その証拠に母親が働いたのを見た覚えがない。専業主婦に徹していた。何不自由のない幼少時代を送っていたはずだ。……が、この時期に思いもしない死の淵を2度味わうこととなる。

一度目は4歳くらいの頃と聞いている。広島県佐伯郡廿日市町（現廿日市市）に越して間もなくの出来事。弟（一歳半離れた年子。学年も一つ違い）と遊んでいる最中、小学校（中学校？）近くの深い貯水池に落ちてしまったのだ。

慌てた弟は溺れかかる私に危機感を感じたのであろう。すぐに家に帰って両親を呼びに行ったそうだ。彼らが駆け付けた時には大きな竹竿一本と、泣きじゃくる私の姿を確認し安堵したという。私のかすかな記憶をたどると何か長くて太いものにつかまったということだけが残っている。誰かが竹竿を差し出して助けてくれたのだ。

両親が駆け付けた時にはもう誰の姿も見当たらなかったらしいが、この人がいなければ今私はこの本を書いてはいないかもしれない。海星会もデンリッシュも私の子供たちもそして海星会で出会った二組のカップルとその子供たちもこの世に存在していないはずだ。

もしこの本が売れて、その人が遠い記憶をたどりこの事件を覚えていてくれたら……。なにか運命を感じるがその方に名乗り出てほしいな……。そんなわけないか……。

さて、もう一つの淵は少し重たい話になる。父親によると廿日市町の居住地の近くに木材所がありその木の粉がいつも侯っている環境のせいではないかというのだが。腎炎とネフローゼの合併症というかなり重たい病気に罹ってしまった。5歳から6歳にかけての9

か月間広島市民病院に入院してしまった。重症患者ばかりが集められた小児病棟で来る日も来る日も一人で病と闘っていたようだ。

時を同じくして父親も少々重たい病気で入院していたらしく弟もまだ小さいので母親は私につききりになれない。お見舞いに来ても2、3時間一緒に過ごすのがやっとという状況だった。同室の子供たちはもちろん、母親が常時付き添っていたのとは対照的に……。

ある日母親がそのお見舞いからの帰りに忘れ物に気づいて病室に戻ると、一人布団をかぶりしくしく泣いている私を発見して、とても愛しく可哀そうに思ったという話をあとで聞かされた。小児病棟では無事退院していく戦友（病気と一緒に戦ったのでそう呼ばしてもらう）もいたが突然いなくなって数日後にそのベッドに花が飾られた事もあった。

子供心になんとなくその雰囲気を察知して得体のしれない恐怖と寂しさに包まれたのを今でも鮮明に思い出す。

「この子は将来大物になるよ。」いつも私の主治医が言ってくれたセリフらしい。非常に有難い言葉である。生命力が強かったのか運が良かったのか、なんとかこの大病を克服した。

幼少期のこの二つの体験は今の私に多大な影響力を及ぼしている。運の良さと、自分で言うのも手前味噌だが粘り強さと芯の強さはこの時期の経験によるところが大きい。

その後退院した私は、広島県安芸郡府中町にある府中南小学校の入学にぎりぎり間に合うことができ、意気揚々と意欲的な小学生生活を営むはずであった。が、幼稚園や保育園に9か月もの間通っていなかった私は友達もいなく、そこで受けていたはずの教育も携えていない関係で劣等生からのスタートとなった。

担任の伊東先生が唯一の友達だったという有様だ。小2か小3の時か？　算数で60進法が理解出来ず、時計の計算のテストで20点しか取れなかったのを今でも思い出す。（今では進法は大好きでコンピュータが2進法で急速に進歩したのも理解出来るし人類に手の指がもう一つ余計にあって12進法であったならば文明は今よりさらに発展しているであろうことも想像できる）

そんな私も体育の時間だけは光り輝いていた。駆けっこが速く、鉄棒もでき何をやっても体育の科目をクラス一番でこなす。すぐに自信がつき、クラスの人気者となった。

小学校の3年から4年になる頃は体育以外の成績もクラスで一番になってしまった。6年まで、ずーっとクラス一番は続き、小学校でも優秀な方から数えて学内で1番から3番の間にいたようだ。その勢いさながら、たった8ヶ月の塾通いで県内随一の進学校広島学院中学校に進学することとなった。いつの間にか性格も生意気というか子供っぽくない子供になっていたようだ。広島学院に入る前「ボク、東大に入る！」と平気で言って憚らなかった。しかしながら、小学校の卒業文集を広島の実家で発見したときはう〜〜んと唸ってしまった。「僕の将来の夢は船長になることだ。船長になって七つの海を自由に行き来し、色々な人と友達になって色々なところへ行きたい。」と。今、最もその夢から遠いと思われる歯科医師になってしまったが、何故か海外を目指している。その原点がここにあったのか……。自分のことながら私は興奮を覚えた。

コラム3

医療法人社団海星会　院訓

わたしたちの患者さんが私たちの治療に満足され、笑顔で帰って行かれる歯科医院を、私たちはめざします。

We are the members of Kaiseikai making progress in good dental treatment.

We are ladies and gentlemen for our patients

訪問診療心得

——よく死ぬということ。

たとえこの世に邪魔者扱いされてきた人がいたとして、その人が死ぬ間際に大切にされ、大切にしてくれた人に〝ありがとう〟と言って死んでいくのなら、そのために使われる労力や薬は決して惜しくない

――一番不幸なこと

この世で一番不幸なことは、貧困でも病苦でもなく、〃誰からも必要とされてない、誰からも愛されてない〃と思うことである。

――今日という日

我々が、何となく普通に過ごしている今日という今日は、昨日死んでいった人々にとってどうしても生きたかった何としてでも生きたかったそんな今日なんだ。特別な今日なんだ。

事務訓示

私たちは、現場で、より高度な、より先進的な、より密度の高い治療ができるよう、全力で効率的かつ夢のあるシステムを構築し遂行します。

青春期

広島学院という中高一貫教育の学校は先程も説明したが、なかなかの進学校で当時東大に30〜40名、京大に20名前後、国立医学部に30名前後の学生を輩出していた。

今は東大が減り医学部が少し増えたようだ。（1学年180名）中学の1、2年の間はなんとなく東大に入ってよい生活をしてやる、と将来の漠然とした夢があった。しかし、夢が漠然としているため、明確な目標がなく勉強に力が入らない。弟に言わせると「兄貴はいつも勉強の計画ばかり立てていて、肝心の勉強をしていない。」という状態だった。

また、県内の小学校で1、2番の子供たちばかりが入学してくるため自分よりも明らかに頭のよい人間を何人も見てしまった。

〝こいつの記憶力には逆立ちしてもかなわない〟

〝こいつの論理力は素晴らしい〟

〝こいつの理解力は群を抜いている。〟

どんどん自信を失っていく……。中学1、2年の頃、中の上くらいの成績が高校1、2年になって急降下。下の上くらいの成績に落ち込んでいった。

もし可能なら当時の自分に〝外にばかり目を向けるな。人と比較するな。〟〝自分の内に目を向け。自分が何をしたいか自分の得意な事はなんなのかを冷静に判断せよ。〟〝何のための人生か考えよ〟と言ってやりたい。

後で触れるが人は普段考えていること言っていることが、そのまま態度や雰囲気、容貌を作っていく。自分をしっかりつかんでいて揺るぎない考えのある人は人が何を言おうと環境がどう変わろうと地に足をつけてしっかりと生きていける。

さて、こんな情けない青春時代であったが2回良い思い出がある。中3の頃だったと思う。当時の英語担当、ウーリック先生に呼ばれた。学内の教会（広島学院はカトリック系の学校イエズス会が作った上智大学の系列校である）に連れて行かれたのですっかりお叱りを受けるものと思った。

〝英語の成績が落ちたのかな〟〝そういえば宗研（宗教研究会、当時彼が呼びかけて週に1回10数名、教会で聖書を読む集会）をさぼっているな〟。等々、様々な思いが頭を巡っていた。

しかし、先生からは「川本君、君はリーダーになれる素質がある。」「君がリーダーになってみんなを引っ張ってほしい。」自分の目をしっかりと直視し言われた。ギョッとしたが大変感激した。

今考えると成績が落ち込んで目に力を失っていく少年に叱咤激励の意味で言ってくだ

さったのかもしれない。が、当時の私にはそんなことを疑う懐疑的な思考は持ち合わせていない。真っ直ぐにその言葉を受けとって、すぐにクラスの級長に抜擢された。

さあ、今から彼の期待に応えバリバリやるぞと思ってはみたもののサッカーの部活動、先程の宗研、勉強、体育祭の応援団等、様々なdutyに追われ押しつぶされていってしまった。

その気持ちも1、2か月で完全にしぼんでしまった。かのウーリック先生を見かけても廊下で「Hello!」と話しかけていた過去の自分はおらず、むしろ避けてしまうようになってしまった。丁度そのとき親友（というより親友になりかけていた友人）に「ESC（英会話サークル）に入らないか？　一緒に入ろう！」としきりに誘われていた。すっかり自信を失っていた自分は「もうこれ以上課外活動を増やせないよ。君だけ入ってよ。」と断ってしまった。「川本にはサッカーもある。級長もしてうらやましい。自分には何かかけるものがない。部活も辞めたしこれを機に気持ちを切り替えたいんだ……。頼むから一緒に入ろうよ。」と涙ながらに訴えられた。

その友人は学年でも一番の出世頭になっている。（何をしている人かここで書きたいのだが……。）本当に残念なことをした。それから3、4か月後、サッカーも宗研も辞めてしまい、課外活動は何もやらなくなってしまった。〝退路を断って勉強一筋打ち込む覚悟〟といえば聞こえはいいが、要するに様々なやっかいなことから逃げ出してしまったのだ。

今度は剣道部に入り直しESCに入った、その友人がとても輝いて見えた。しかし、その友人とも徐々に疎遠になってしまった。そして勉強一筋になったつもりが、それでも勉強に身が入らず、成績はどんどん下降線を辿っていった。

この書記を書きながら「この体験は今後の教訓にしたい。」とふと考えてしまった。〝医院改装〟〝業務改善〟〝ＯＪＴ〟〝ハワイ技工所開設〟〝海外開院〟〝歯科医師としての治療〟今まさに当時いやそれ以上のdutyが目前に迫っている。決して逃げてはいけない。dutyを1個か2個に絞ってもいけない。必ず一つ一つ乗り越えてみせる。いや、乗り越えなければいけない。過去と同じ轍は踏むまい。良い思い出なんだか苦い思い出なんだかわからなくなってしまったが、今思えばやはり良い思い出に違いない。

もう一つの良い思い出は単純に良い思い出である。高校1年の学園祭の時である。自信を失っていた私に、学園祭のベストドレッサーコンテストに出てみないかとクラス中から押されたのである。

「川本はかっこいいよ」「川本なら優勝するんじゃない?」などとおだてられ出場をしぶしぶ引き受けたのを覚えている。10歳年上の親戚に衣装を借り、ハッチング帽をかぶり、フォークソングの「22才の別れ」を歌ったところ、みごとに優勝してしまった。

ちなみに審査委員は他校からの女子学生。母親も、今は亡き祖父母も見に来てくれて大変良い思い出になった。この頃、これをきっかけに少し成績も挽回したのを少し思い返した。人間気持ちがよくなると他の一見関係ないことにも影響を及ぼすんだな。好転して行くようになるんだな。これも教訓である。

そういえば介護施設などで今「笑い」が注目されている。落語や漫才などを聞いて皆が笑うと、自然と病気回復や食欲増進などに効果があるらしい。

しかし、まことに残念なことであるが、一度下降線を辿り始めたものを上昇気流に乗せるにはこの1、2件くらいではとても役不足であったor自分の努力が足りないのか、成績はV字回復というわけにはいかなかった。

そのまま高校生活は欲求不満状態、覇気がないままダラダラと過ぎていった。せっかく進学校に行ったのに大学受験に失敗。浪人を余儀なくされた。

しかし、予備校という環境が自分に合っていたのか、浪人時代の最初の頃は、C判定やD判定だった志望校（広島大学医学部）への判定が、秋口にはA判定が取れるようになり志望校の上方修正までこぎつけてしまった。（広島大医学部→東京医科歯科大医学部）

その後、やはり確実性を重視した私は、広島大医学部を受験してしまうが結果不合格。

模擬試験の成績が自分より下の人間が数名受かったのを横目に、逃げるように東京に出てきた。

ここでも教訓。〝油断は最大の敵〟私の分析によるとA判定を手に入れたことで受かったような感覚になり受かった後の楽しい生活ばかりを夢見てしまい〝最後の詰め〟を怠ったのだ。

「とらぬ狸の皮算用。」ことわざにもあるではないか。もしかしたら、上方修正をそのまま適用していたら……。結果は変わったかもしれない。いや待てよ。もし当時医学部に入っていたら、今の自分はないわけでその時に好ましく思えても結果的に好ましくなかったのではないか……。と、非常に楽観的に思える自分が今ここで笑っている。

さて、ここで少しだけこの本の主題を思い出そう。この本は経営の本であって自伝ではない。私の幼少期、青春期を通じて少しそれらしいことも書いておかねば。（何か行数を増やすだけのこの文言は少し嫌悪を覚えるが……。）

幼少期の体験は心のコアの部分を作る。卵で言うと黄身の部分だ。青春期の体験はコアの外側の中身を作ると言えよう。卵で言うと白身の部分か。それ以降の体験は殻にしかならない。

一見強く、硬そうだが落としてしまうとすぐに割れ、意外ともろい。何が言いたいかというとコアの部分は奥深く、まずそれを変えたり無視するのは非常に困難だということだ。最初は半熟ぽかった卵が茹で上がって硬くなるように、年を取るにつれその部分（黄身や白身）は硬くなり、よりその人を決定づける。

もし自分をかえたいのなら早ければ早いほど良い。〝鉄は熱いうちに打て〟ともいうではないか。しかし、もう40、50歳になってしまえば、変えようとせず受け入れた方が良い。当たり前だが年配の人を採用する場合、このことをよく考えないと後でしっぺ返しを食う。

転職や新しいことに立ち向かうのは35歳までだと、よく巷の本屋で見かけるのは当たっているかもしれない。少し話が横道にそれたが、私がこれぞと思った後進を育てようとする場合（或いは院内でセミナーをする場合）、必ず今書いているような自分史、特に幼少期、青春期を描かせたい。そして自分をしっかり知るということを優先させたいのだ。そうでないと自分に合った本当の自己啓発、自己改革にならないのではないか。

私の場合はこうだ。幼少期、死の淵を2度彷徨った私は割とそれで度量が増した。しかし、そのことで自信を得たことにより、少し尊大で人に配慮がない自分勝手さも備えた。

若干、厭世的な考えもここに起因するであろう。

青春時代の3つの教訓

1. dutyがいくら多くてもその方が仕事、勉強がはかどり一つ一つこなせばそれははかりしれない力となる。

2. 気持ちがいいと必ず他の一見それと関係のない事も好転する。

3. 油断は最大の敵。最後まで気を抜くな。

この教訓は青春時代後そこかしこに生きていて、

1. に関してはいつも「あーー、もう面倒くさくて死にそうだ。やってられるか……。」となったとき、必ず例の体験（何もかもから逃げて、友人まで失った）を思い起こし粘りがきくようになった。一つ一つ最重要なものから処理する姿勢が身についた。

2. に関しては大変なことが起こると敢えてそれを忘れて好きなことをする習慣を得た。次の章で出てくるが温泉に入る、「男はつらいよ」等、喜劇を見る、ビールを飲む、自転車を漕ぐ、落語を聞く、その後、必ず気分が良くなり結果大変な事への解決の糸口も見つかったりする（そのまま放置することも正直多々あるが……。）

3. に関しては治療の時、特に思い出す。というか、未だに受験失敗は夢にまで出てきて冷や汗を出していることがしょっちゅうだ。（我に返り大丈夫、受験失敗くらいで人生終わらない。その後東京医科歯科大学歯学部に入学して国家試験にも受かって仕事して今医院を５つも経営しているではないかと現実の世界にもどるまで５～10分かかることもある。）

その位強い経験である故、ＯＰＥの時等には必ず気を抜かなく最後の最後まで計画通りに進んでいるかどうか反芻しながら進める慎重さを知らず知らずの間に習得したようだ。

コラム4

歯科を取り巻く環境

a　保険点数↘

b　国保連合支払基金等の診査が厳しい

c　患者↘　↑日本の政府は、我々に歯科医療をやめろ！　と言っているのであろうか？

d　歯科医院の乱立

e　経済〈日本〉↘

f　自費率↘

考え得る我々歯科医の対応

〈A〉専門分野に特化……自費UP

〈ex：P、インプラント、エンド等〉

〈B〉経費を極力抑え、小さく小さく診療……技工、受付、税務、他全てドクターがする。それでも1日10人超が日本の保険制度の場合臨界点となる。

〈C〉効率化を図る。〈以前70〜80年代に日本の製造業が取った方法。銀行、保険、
医療サービス業は、20〜30年遅れてこの方法をとる事となろう〉
レセプト――専門化
材料――安く抑える
訪問――なるべく特化↓それぞれ係りを決め、その人間がしっかりやる。
自費――スキルアップ
他――経理、人事、事務

↓
ドクター〈歯科衛生士〉は、治療に専念↓訪れる患者の治療の質、人数の向上↓
更に効率化〈今までの20〜30％ＵＰして欲しい〉

↓
耐える迄耐える……その間に歯科医の倒産が始まるであろう、バタバタと……
〈今は医療にとって完全に向かい風〉

資本主義末期で、弱い者切り捨ての時代

→（5～20年）→ 社会的風潮の変化、政府の変化、人間性を求める時代の到来 → 残存歯科医の時代

→（もし変化なら）→ 資本主義末期の渦中の時代 → 海外へ活路

我が医院は、〈C〉を選択した!!

青年期

さて、自分史も中盤を迎え青年期に入る。一浪で早稲田大学に入学した私は、ここで価値観の大改革の洗礼を受けた。今までは勉強のできる人間が一番偉く尊敬されると信じていた。しかし、ここではなるべく要領よく単位を取って、それ以外の時間を課外活動やアルバイト、私生活（主に友人や異性の交遊）に当てて充実した大学生活を送ったものが日の目を浴びる、という思想である。

当時の大学生はほとんどこの思想に従って毎日を送っていたようで（特に当大学はこの傾向が強かった）、私もその信者となっていった。

なにか気分が良かった。サークルにも入ったし、授業の一貫で軽井沢や三浦半島に実習合宿にも行けた。気分が良くなると、様々なことが好転し始め友人も増え、受験勉強をしなければいけない囚人から進化した自分の姿に有頂天になっていた。

余談であるが東大や京大を出た人間より、早慶などの私大の人間の方が最近企業に受けがいいという。早大に1年通って、なんとなくその理由がわかった気がした。4年間で社会に出てからの予行演習的な課題を学ぶ体質があるのだ。

少し教育の角度が違う。そう感じた。さて、このまま早大で元気よく学習し一企業人となって楽しい人生を送るぞ（当時はバブルの真っただ中。学生は皆こんな夢が追えた。）と決意したのもつかの間。当時、一緒に早大に通う同じ境遇の同級生が再受験をほのめかした。

彼は私と逆で、どうもこの自由で屈託のない広々とした雰囲気がなじまなかったらしい。いつもこの大学の不満を漏らしていた。文科系と理科系の違いはあったのであろう。或いは彼の通う学部は早大の中でも看板学部で、より鮮明に私大の例の体質が浮きだっていたのかもしれない。

「川本だって本当は医学部志望じゃなかったのか?」「本当にこのまま夢を捨てていいのか?」人生の分岐点である。結局彼に口説かれた形で再度私も医学部を受けることにした。今度こそはほんとの志望校「東京医科歯科大学」を!!

しかし、直前で弱気になる。この1年、まるで受験勉強らしきものをしていない。大学の受験勉強で少しは発展した科目もあったが、受験の知識やテクニックとは明らかに性質を異にする。

特に一番手こずったフランス語は全く役に立たない。（英語で受験する為）「受かるわけがない。」本気になれなかった。

事実直前の直前の模擬試験ではD判定。昨年A判定だった広島医学部でさえC判定である。「えいっ」と、直前で願書を医学部から歯学部に変えて出してしまった。

歯学部なら受かるかもしれない。どうせなら可能性のある方がいいや。他の地方の大学の医学部へという手もあったが締切に間に合わない。東京医科歯科大学の願書しか入手していなかったのだ。ほんとに自分らしい半分他人事であった。

試験当日またやってしまった。筆記用具を忘れてしまったのだ。探せど探せど筆入れがない。コンパスも三角定規も!!

「しまった。」

〝もうあきらめて帰るか。歯学部なんてどうせ入りたくないし〟なんて言い訳しながら直前の困難から逃げる考えばかり浮かんだ。

80%以上帰る方向に意が向きかけた時ふと次の考えが頭をよぎった。〝やるだけやってみようじゃないか、あきらめるのはそれからでいい。〟〝誰も私のことを知らない。恥のかき捨てでいい。〟と。

次の瞬間周りの受験生に頭を下げまくっている自分がいた。「鉛筆を貸してくれない!全部忘れちゃって!!」なぜか数人に声をかけて全く恥ずかしさはなかった。

もちろんすぐには貸してくれなかった。3、4人に頼んでやっと鉛筆を2本手に入れた。次は消しゴム、三角定規の片割れと、6、7人目ぐらいでほぼ目的のものを手に入れた。消しゴムを貸してくれた人は自分のを定規で半分に切って渡してくれた。ほんとに感謝だ。

「人間まだまだ捨てたもんじゃない。」なんか嬉しくなって楽しく試験を受けた。しかし、問題は難しく全くできない。特に理科では物理に時間がかかりすぎ、得意の化学の2問目（有機化学）にかける時間が全くなかった。

〝私の受験生活は終わった〟清々しい思いで帰りの途についた。筆記用具を貸してくれた人たちにしっかりお礼をして。そしてコンパスを使う問題が出なかったことにも感謝して……。

合格発表――。なぜか早大の友人6、7人と見に行ったのを記憶している。皆で遊びに行ってその帰りに御茶ノ水を通るのでついでにという感覚だった。

友人の一人が「そういえば今日国立大の合格発表の日じゃない？」と発声したのがきっかけであったたか？　どうせ合格しているわけがないとの思いがありこれを機に友人たちとの絆も深まるかもしれないと皆で見に行くのを快く承知してしまった。

医学部の合格者の欄に私の受験番号と名前はない。当たり前だ、歯学部で受けたのだから。「川本、残念だったな」数人が私を慰めに来る。この時私は顔から火が出るほど恥ずかしく情けない思いをしていた。皆の見ている掲示板の左側の歯学部合格者を、もちろん私は気にしていた。私しか気にしていなかったというのが正しい表現であろう。「どうせ落ちるなら医学部を受けて落ちた方がかっこいいや。」という、一種の見栄から両親にすら、最後の最後に願書を書き換えたことを言っていなかったのだ。もちろん友人も知る由もない。しかも左側下の目立たないあたりに自分の名前がある。

カッコ悪かった。なんかあまりのふがいなさに次の刹那、皆の前に土下座して謝る自分の姿があった。「申し訳ない。嘘をついていた……。」「謝ることじゃないだろう。合格おめでとう」友人たちの声。ほんとに救われた。でもみじめだった。

それ以来、私は見栄を張ることの恐ろしさを知った。以後、なるべく見栄をはらない人生を選択するようになった。変なプライドを捨てた。ヒーローも明智小五郎から金田一耕助に、大門刑事（西部警察）から刑事コロンボに、建さん（高倉健）から寅さん（渥美清）に変わっていった。この経験は今後の人生に確実にしっかりと影響を与えていくことなった。

知らず知らずのうち、至って平然と毎日平々凡々と生きていた。特に歯科大学に入ってからは、また高校時代に戻った様な感覚に陥り冴えなかった。医学部80名、歯学部80名の専門学校的大学は、明らかに一学年数千人のマンモス大学とは雰囲気が異なっていた。

各科目ごとに人たちも数百名でそこにいる学友も異なるというのに慣れ始めていた自分

には何か物足りなかった。いつも決まった80名が毎日顔を揃える。変化がほしかった、特に友人関係で。

そんな矢先、当時船橋に住んでいた私は、同級の友人と特にやることもなく船橋駅ビルのシャポーをぶらついていた。と、突然同年代の女性とぶつかってしまった。「すいません。お怪我は……?」友人が声をかける。慌ててその場に散らかったカバンや小物を拾い上げた。女性は二人組。他の友人宅へ遊びに行く予定であった。が、先方の都合で、少し時間がずれてしまい暇をもてあそんでいたという。

「怪我などして、治療費がかかったなら連絡してください。逃げも隠れもしません。」と連絡先を渡して別れた。

そのうちの一人は、今までの人生で会ったことのないような美人だった。声もきれいで少し世間慣れしている。学生の自分とは明らかに違う。カッコよく優雅だ。後でわかったのだが、当時彼女はアナウンサーの卵的な仕事をしていて、テレビにもレポーターとして登場していた。

別世界の人だ。少しの期待もしていなかったし、そのことも忘れかけていた。一週間ほどして電話が鳴った。聞き覚えのある美しい声、彼女からだった。〝嬉しかった〟というより〝あっけにとられて、どうしていいかわからなかった。〟そんな私の気持ちを察したのか、彼女は電話での会話で主導権をとり、二人はディズニーランドにデートすることとなった。21歳の時の話である。

その彼女は、今この本の執筆のためワードを打っている。私は手書きの方が筆が進むので、それをワードに打ち直してくれているのだ。私は今年でちょうど50歳になったので、彼女とは29年間、寄り添って生きている。実に半分以上だ。もうそんなになるのか……。正直な感想である。30年になる来年は二人で世界一周でもしてやるか。（昨年、結婚25周年の銀婚でヨーロッパ周遊したばかりなのだが……。）

彼女と夢のような恋愛生活も23歳の時、出産結婚という現実の前に少し色あせてしまう。というより、学生でありながら父となり、勉学との両立を余儀なくされた私の弱さが原因か……。

子育て――。子育てといえば聞こえはいいが、あらゆる子育ての手は母親に全てまかせ。（そうせざるを得なかった。）父親である私はというと、専ら外へ出てお金を工面するという役割に徹するしかなかった。

つらかった。周りの学生たちは楽しそうに学生生活を謳歌している。勉学、課外活動、サークル活動、合コン、ダンパ（ダンスパーティ）等。私はというと、授業に出たらすぐにアルバイト。しかも後半（歯学部4、5、6年生）からは実習も多くなり、帰る時間が遅くアルバイトもままならない。

今思うとこの窮地が良かった。神様にほんとに感謝したい。が、当時はとてもそんな余裕はなかった。逆に神様を恨んでしまう始末。〝なぜ私だけこんなきつい大変な生活を強いられるのか?〟今思うと何を馬鹿言ってるのかと、当時の自分に叱咤したい気持ちでいっぱいだ。両親は私〝不遜な息子〟に学生の内はと、ちゃんと仕送りしてくれていた。しかも減額することもなく。

このバランス感覚は、今考えると素晴らしいと思う。全く恐れ入る。さすが私の両親だ。現代風の言葉を借りると、この両親を心からリスペクトしてままならない。〝増額すると息子を甘やかすことになる〟〝独立心に水を差す〟〝減額すると息子のやる気をなくすし反発するだけだろう〟今、ちょうど50歳になり、当時の両親と同じくらいの年代になった。娘たちは26歳と23歳。果たして私は自分の両親と同じように娘たちに適切な応援歌を聞かせ続けることができるだろうか……。

私のカミさんも素晴らしかった。いつも現状に不平不満ばかり漏らす夫に耐えた。家庭子育てを第一に考える。その影響が子供に及ばないように必死であった。

当時、カミさんの頑張りを表すエピソード。長女の誕生秘話である。長女出産はまさにドラマであった。この本の性質上あまり長くは書けないが、少しだけ触れておきたい。

カミさんは、当時のストレスか何か原因は不明だが切迫流産で入院する羽目になった。結構、長く入院していたのを記憶している。たまりかねた私は医者に「ちゃんと子供は生まれるのか」「こんなに長く入院しておかしい。何かあるのか」と詰め寄った。医者は現状を冷静かつ正確に伝えてくれた。「かなり厳しい状況です。半分諦めてください」と。

この状況がつらい。どうなるかわからない。この不透明さ。このやるせなさ。話は逸れるがこの〝どうなるかわからない〟状態をなるべく短くするのが、私の経営哲学だ。従業員もそれで迷うし求心力も失う。「新しい機材を買うか買わないか」「プノンペンに病院を出すか出さないか」「新しい部署を作るか作らないか」「借り入れをするかしないか」「求人をするかしないか」「本を出版するかしないか」……。

いつも即答か遅くとも一両日中に返答する。迷っていては時間の無駄だしその案件は宙に浮く。宙に浮いた状態の案件は2、3いや数十になる。その刹那、またまた新しい案件が上がってくる。これでは仕事にならないし周りの人間もどうしていいかわからなくなり、その内忘れ去られる。素早く的確に判断すること。これは非常に大切だ。「朝令暮改もよし!!」その位早い決断が吉だ。

「半分あきらめる?」私はこれを「あきらめて」しまう側に解釈してしまった。今思えば私も医者だから、当時の彼のセリフが理解できる。あまり患者に期待させてはならない。

少し厳しいことを言っておいた方が後々のことを考えるとトラブルが少ない。しかし、当時の私はこの言葉を100%鵜呑みにしてしまった。カミさんに〝あきらめた後〟を前提に話をしてしまったのだ。

彼女は頑として聞き入れず、「今はこの状況と戦っている。私が責任を持ってこの子を産んでみせる。必ず産む。決して落とさせない」と。

母性を感じた。女性はよく言われるがその都度成長し違う側面を見せる。男が一生男としてしか生きられないのとは対照的に!!　生まれてたての赤ん坊、そして幼女少女に。処女、淑女、母親、人妻、娼婦、才女、魔女、熟女、老女、悪女、女性を表す言葉たちである。（因みにそれに対するのは少年、父、夫位で才男とも魔男とも悪男、熟男とも言わない。）

彼女は進歩した。少女から妻へ、母へと。なのに私は少年のままだ。情けない。誠にいかん。こうしてカミさんの頑張りにより、やっと生まれた長女であったのにその感激も長くは続かず、普段のきつい生活に埋もれていく。またもやいかん。

そうこうしているうちに徐々にクラスメートたちと疎遠になっていく自分に気づいた。〝彼ら彼女らとは生きている土俵が違うのだ、どうしようもない〟と半分諦めていた。

しかし、試験の情報が回ってこなくなったり、授業の休講情報、ちょっとしたクラスの人間関係的なゴシップ等も全く入ってこなくなり焦りが生じた。このままでは孤立してしまい、卒業さえ危ぶまれる。試験に幾度も落ちてしまい、対策に迫られてしまった。

「自分が変わらねば。人は変えられないので……。」対人関係で迷った時の私の口癖である。まず挨拶をしてみた。ありったけの大きな声で‼「おはようございます！」と。反応が変わった。今まで私のことをチラッとしか見ない学友たちが、ちゃんと目で見て挨拶を返してくれるようになった。特に女学生には効果があった様だ。徐々にではあるがクラスの友人とも会話が弾むようになる。中にはアルバイトの口を紹介してくれる人もいた。「川本。子育てとアルバイト大変だろう」と言って宿題や技工（患者さんの口の中に入る金属や入れ歯を作る作業）を手伝ってくれる人もいた。

〝いつもピンチになると色々な人に助けられて生きているのだなー。〟青年期にいつも思っていた偽りのない感想である。

しかしながら、歯科医師の国家試験の時は違った。今までの学習の総決算であるこの試験には自分のほんとの実力で勝負したかった。当時対策委員たるものがあって山を張り合ってその情報を盛んに出していた。私大などでは皆でホテルに泊まって情報を共有して試験に臨んでいるという所もあった。

私は自分の不勉強をこの試験で全て払拭したかったのと、最後くらいちゃんと自分の力を試してみたいという思いが強かった。泣いたり、騒いだりする子供を叱りつけひたすら問題を解きまくった。

カミさんもこの時ばかりはかなり協力的で、私の集中できる環境を作ってくれた。卒業式の謝恩会も途中で抜け出して勉強したくらいだった。結果、この試験には余裕をもってパス。今後様々な資格を取ることになるのだが、この試験がその布石となったのは言うまでもない。


初めての就職は家近くの同窓のドクターのところであった。せっかく入居できた市営住宅を離れたくなかったのが主な理由であったが比較的月給が良かったのも決め手になった。初めて勉強と仕事（私にとっては今までのアルバイトも仕事の内だった）を両立しないで良い。仕事だけしてれば良いという環境を手に入れた。

とても新鮮だった。20時までの診療で、先輩ドクターたちや同僚のスタッフたちは疲労しているようだったが、私にとっては今までより楽だった。仕事なのに今までより楽しく給料も多い。なんだか不思議だったが、非常にモチベーションが上がった。

意地の悪い女性の先輩ドクターからある日、「川本君は歯科医師に向いていないと思う。」と言われても〝よーし。うまくなって必ず彼女を見返してやる〟とますますやる気になれたほどだ。

勤務医時代、まずまずのスタートが切れたのだが、今思うと一つだけ残念なことがある。当時は気づかなかったのだが勤務したどこもが（11年で3か所務めた。開業前に努めたところが7年と最も長い）、歯科医師の研鑽に消極的なところばかりだったことだ。

今はＳＪＣＤという（歯科の勉強会のグループ、日本一大きい）を始め様々な勉強会や、ポストグラデュエートといった学習する場を知っているし、そこに参加することもしばしばだ。しかし、当時はその存在すら知らないという有様。新しい技術を習得するには、自分で歯科雑誌や本を読むか数万数十万払って勉強会に申し込むしかない。勤務していた医療法人が教えてくれることもなければ良い Study group を紹介してくれることもない。〝ただ働いて稼いでくれればよい〟というスタンスだった。なんとなく毎日のルーティンな仕事に、私は当時歯科医師過剰問題が盛んにマスコミに登場していたことも相まって〝一般旅行業務取扱主任者〟〝宅地建物取引主任者〟といった資格を取ってその不安を少しでも和らげようとしたほどだった。

後に開業してから〝ケアマネージャー〟の資格も手に入れた。少し話は逸れるのだが資格試験やあらゆる学習に役立つ How to を是非！。

①まず気に入った、しかも行数が空いた（或いは余裕のある或いは余白の多い）参考書を一つだけ選ぶ。……Aと名付けよう。
②そのAを一通り読む（理解しなくても覚えなくてもよい）読んでどこに何が書いてあったかをおぼろげながら掴む。
③過去問や他の問題集、参考書を買い込みどんどん問題を解く。
④間違った問題に関連するところや重要だなと思うことをAの中で見つけ、その中にそこで理解したことをどんどん書き込む。
⑤関連したことがない、全くAの中に記述が見つけられない場合Aの背表紙や余白にまたまた書き込んでいく。（かなり小さな文字にはなるが……）
⑥さらに問題を解くたびにAで復習する。
⑦最後にAから進化したA′という自分だけの自分に合った世界に唯一の参考書が出来上がる。
⑧ひたすらA′を読み理解を深める。

以上である。これを機にもう一つ資格でも取ってみるかな。〝司法書士〟なんてどうだろう。

さて、話を元に戻して開業前の4～5年前からほぼ休みなしで働いたのを記憶している。祝日だけが唯一の休みだったため、ゴールデンウイークが終わるとお盆まで休みがなかった。（当時海の日は存在しなかったため）

メインの医療法人で週5回、10時から20時まで。アルバイトの別の医療法人で週2回15時から21時までといった調子だったろうか。おかげで収入は伸びる一方、年齢的にも歯科医師として、体力的にも技術的にも脂ののる30代前半から中盤を迎えていた。

とにかく開業がしたかった。一度30歳になったばかりの頃、銀行や役所に開業を問い合わせたところ、あっけなく断られたり、暗に開業は考えた方が良いのではとほのめかされたりした。

悔しかった。それもあって馬車馬のように働けた。今では断ってくれた彼らに感謝している。新しいことを覚えることもあまりしないかわりに、ルーティンの仕事をひたすら効率的に早くこなしていく。これを武器にいよいよ２０００年11月。37歳になったばかりの私はやっと開業に漕ぎつけた。開業資金３０００万円足らずを蓄え、もうどこの銀行も公的貸付機関も私の開業計画書に文句をつける者はいなかった。こちらが有利な金利を付けてくれるところを選択できた。

コラム5

社会人としての心得

わたしの大好きな映画シリーズ「男はつらいよ」第16作〝葛飾立志編〟の件。渥美清扮する寅さんが、雪の舞い散る山形の温泉地にて無一文で駅前の食堂に飛び込む。

「このかばんと腕時計で何か食わしてくれ。」女将は困ったときはお互い様と言ってどんぶりいっぱいの飯と豚汁とおしんこをふるまう。その時の恩を忘れない寅さん、毎年欠かさず手紙に少々のお金を入れて16年間送り続ける。その時おぶさっていた女の子が成長して訪ねてきたことにより、そのことが発覚するのだが、さくら（寅の妹）をはじめ家族のものに「おにいちゃんえらいわねえ」と言われ。「まあな、それが人の道っていうもんだろう。」と軽く答える寅さん。

〝人の道〟

しばらく聞かない言葉である。我々は小学校の道徳の時間になんとなくそのことを習い中学高校ではほとんどそのことに触れず、社会に出る。（戦前は修身という科目があり、しっかりとした〝人の道〟を身に着けておとなになったらしい。）

したがって、社会に出てからが〝人の道〟を教わる本番となるわけである。海星会でも、もちろんしっかりと教育していきたい。その要点をここに記す。

- 就業規則に則った規律ある仕事を行う（欠席、遅刻、早退はもっての外。）
- 給料をもらって働いている以上、その会社や法人の方針に従い、仕事でもって彼らに報いるよう努力する。（重税国家日本では手取り給料の5倍以上働かないと彼らに利益をもたらすことはできません。）
- 会社や法人のおかげで生活ができている、技術的にも精神的にも成長できていることを忘れない。したがって、変な不義理を彼らに働かない。
- 仕事にやりがいを持って行い楽しむ。
- 就業時間内は仕事第一、プライベートは二の次
- チームワークで仕事を行う。初心者には親切に仕事を教える。初心者もわからないままにしないで、聞いてしっかり覚える。
- 自分の嫌なことを他人にしない
- コミュニケーションをとるよう努力する

人は一人では生きていけません。様々な人の助け（恩）によって生かされていま

す。恩を感じたら必ず恩を返すよう努力しましょう。恩を感じない人は、それを感じるよう鍛錬してください。感受性の豊かな人になりましょう。本を読む。いい映画を見る。旅をして自然や人に触れる。団体でスポーツをする。そのほか感受性を鍛える方法はたくさんあります。どうか海星会の人たちはそのことを意識して頂いて、人として一段上になられんことを強く望みます。歯医者、衛生士、技工士、TCである前に、一社会人であることを慮ってください。

開業そして現在へ

開業前に一番悩んだのは開業地である。どの業種もどこに出店するかを重要視するであろう。大きな会社などではマーケティングを専門にする部署があるくらいだ。このマーケティングには2、3の業者の力を借りたが資金力がないためほとんど私とカミさんと二人で行うしかなかった。来る日も来る日も開業候補地を見て回り、その場所で市場調査をする。まさに足で稼いだ作業だった。

とにかく人の集まりそうなところ、それに終始した。結果千葉市の都賀が選ばれた。ただ、場所が良くても普通の治療を早く効率的にシステマティックにこなすだけでは患者は呼べない。インパクトのある、患者にとってより魅力的な何かが必要だ。今の自分にすぐにでもできること。そして費用対効果が大きい物。様々なアイデアが浮かんでは消えまた浮かんできた。

「インプラント」、「審美治療」「エンド」、「ペリオ」、「小児」、「口腔外科」。歯科には医科同様様々な専門科目があり、矯正治療以外の様々な治療を一人のドクターが操れる。このどれかに特化してやろう。通常ドクターが考える戦略である。

最初はエンド（根管治療）を考えた。歯科に携わるドクターが恐らく最も時間を割くし、最も頭を悩ます治療だ。建築に例えると基礎の部分、ここがしっかりしていないと後どんなに立派な物を建てても後に崩れ落ちてしまう。しかしながら、患者にはわかりにくく見えない。治療の良し悪しは患者にはほとんどわかってもらえない。レントゲンで確認するしかないからだ。しかも、きっちり治療すると若干の痛みを伴ったりする。

患者が多くなってきて、そのエンドの重要性に理解を示す患者を期待できる、或いは東京や大阪の中心地のように、人口が多く患者の多様性を考慮できるといった状況であればwelcomであろう。しかし、開業場所は先ほどchoiceした若葉区都賀といって少し辺鄙な場所である。駅前で人は多いが……。

熟考した挙句、この戦略を放棄した。同様に他の分野を考えるのも辞めた。自分には特化に対応できるだけの技量もないことも決め手となった。（根管治療や抜歯を誰よりも早く適切に出来るという自負は多少あったのだが……。）

ならばもう一つの戦略は……。迷うことはなかった。なるべく広く何でもやってトータルで患者さんに来てもらうようにする。小児も老人も障碍者も若人も妊婦も。そう考えると早かった。

科目は全てやる。診療時間も9時から22時、昼休みなし。この昼休みをなくしたのには訳がある。少し解説させてほしい!!

歯科大生の5年くらいのことである。私の右足が突然腫れてきた。最初はそれほど痛くないし、よくあったことなので放置していた。範囲も10円玉ほどだったか？

一週間しても引く様子はなく、痛みも伴うようになってきた。ある日目覚めると、起き上がることに苦痛を感じた。うまく歩けなくなっていた。

病院嫌いの私もさすがに観念して、びっこをひきながら病院へ急いだ。何が原因かわからない。何か恐ろしい病気なのかもしれない。こんな時の患者は、不安でいっぱいだ。一刻も早く見てほしいものだ。

しかし、最初に言った病院は12時で外来受付は終了しており、診てもらえなかった。交渉したが受け入れられなかった。次にいった診療所も昼休みだと言って、15時まで待ってくれという。結局、3件目の診療所でやっと14時から診てもらえた。しかし、その診療所も初診の時だけしか通えず、夜間9時まであいている診療所に転院してしまった。

〝こんな思いは患者さんにさせてはいけない。〟将来診療所を構えるかもしれない若き歯科医師の卵は強く誓った。

病名は蜂窩織炎。切開して膿をだし、抗生物質をしばらく飲めば嘘のように回復した。

病気のことより、病院のあるべきシステムを憂慮する一件だった。良く考えてみると、サービス業で昼休みがあったり、診療時間をドクターの都合で短くしているのは医療くらいのものだ。スーパマーケットも、薬屋も、美容院も、もちろんコンビニも昼休みはないではないか!!　甘えてはいけない。

話しを戻そう。従業員確保の困難さや労務関係の複雑さには多少目をつむって、自分の信じる方向性を大切にしよう。意気揚々と胸をなでおろしたのを覚えている。しかし、これだけでは弱い。もう一つ二つ訴えるものがほしい。私の考えは右往左往した。そして当時歯科にも盛んに取り上げられるようになった「インフォームドコンセント」という考えを積極的に取り入れる発想に至った。

インフォームドコンセントとはドクター、患者双方の同意のもと話し合って治療の方向性を決めていくというものである。時には家族親戚など患者側、他のドクターや歯科衛生士、技工士、デンタルスタッフなど、ドクター側の意見も反映されることもある。大切な用語なので定義を記しておく。

○インフォームドコンセント――医師が患者に対して、治療を開始する前にこれから始める治療内容について「なぜこの治療が必要なのか」「どのくらいの期間がかかるのか」「この治療をすることによる効果はどういったものか」「治療にかかる費用」等を、わかりやすく説明をし、その上で患者から同意を得ること。

私はこれだと思いすぐにその対策を練った。それに必要なtoolに投資を惜しみなくした。レントゲンのデンタルシステム、口腔内ハンディカメラ、パソコンのモニター（各治療台に設置）、治療説明用ソフト、患者にわかりやすい挿絵が多く入った書籍etc…

コンセプトは患者目線にあった診療所。わかりやすく色んなことが見えやすい方が良い。いくらスタッフやドクターに受けても、患者さんに受けなければ意味がない。方向性が決まると準備に苦はなくなった。

しかし、体力的にも精神的にもかなりきつい日々が続いた。診療時間が長いせいで家に帰れない日々が続く。22時まで診療すると後片付け、本日の治療の復習反省、明日の準備と翌1時2時までかかる。

次の日は、その日の診療が気になって早く目が覚める。特に難しいOPEがある日は6時前には目が覚めて治療の準備を始めるといった具合である。

多い時は週5日も診療所に泊まるということもった。しかもスタッフの不満があちこちで爆発。診療時間が長引く、休めない、患者の要望を聞きすぎて私たちを無視している、等など。

最初に22時までの診療であるとうたってあって、それを知って入って来たにも拘らずである。人間不信に陥りそうであった。しかし、そういった声を無視するかのように訪問診療まで始めてしまう私であった。

少し収支に余裕ができてドクターを始め、スタッフを多めに雇い入れることができた。この頃から徐々にスタッフの問題は解消し始めたような気がする。理解のあるドクターやスタッフが入って来たのも一因であろう。2年くらい経つと、私の関心は患者獲得というよりスタッフの管理に少しずつ移行していった。スタッフの人数も多くなり、いかに組織を円滑に動かしていくかという命題に取り組む時間が増えた。ドクターも4人、5人、6人と徐々に増やしていく過程で、ドクターの教育という問題にも直面してしまった。またインプラントを始め多種多様な患者の要望に応えるため自己研鑽も必要に迫られた。

慣れない組織論、リーダーシップ関係、マネージメント関係、経理経営関連の本が本棚の中心部に割って入ってくる。インプラント総論、審美歯科を知る等、専門書の間に……一杯一杯であった。

そんな時、またしても大病が私を襲ってきた。なんか熱っぽく集中力が切れることが多くなる。ふと股間に目をやると睾丸の片一方がやけに大きくなっていた。「こんなに左右にちがいがあったっけ!?」

嫌な予感がしてすぐに病院へ。病名は精巣腫瘍。精巣の癌である。翌日入院、翌々日にはＯＰＥという救急的な処置が施された。間一髪だった。もう1、2カ月もしかしたら、1、2週間遅れていたら……、鼠径リンパ節から全身に回って取り返しがつかない事になっていた可能性が高い。後で聞いたドクターからの言葉である。

切り取った組織を見せられ、私もそれとなく理解ができた。運が良かった。というかまたここでも救われた。これで5度目か。幼児期に2度死の淵を味わったことには触れた。他に2回、これは全く自分の不注意からかなり危ない目に合っていた。

また少し話は飛ぶが……。最初は高校1年か2年の頃、自転車で坂道のカーブを曲がりきれずガードレールにぶつかり、転落しかけたことがあった。

ガードレールの下は崖になっており、その数十メートル下に大きな川が流れていた。まるでスローモーションの様に鮮明に目に焼き付いている。その時も頭の中に終わったかもしれないという思いが一瞬よぎったのをしっかり記憶している。ガードレールの真上に乗りかかりなんとか九死に一生を得たのだった。とっさの判断だった。

もう一回は高3の時、遅刻しそうな私は遮断機を無視し（というか潜って）走り抜けようとした。まだ列車（貨物列車だったか……。）はかなり遠くに見えており、いけると判断したのだ。（とにかく遅刻はしたくない一心だった。劣等生だった私はせめて勤怠だけは立派にしようと休みや遅刻はほぼなかったのだ。）

意外と列車は速く、どんどん目の前に迫ってくる。いかん……。もう行くしかない。とにかく全速力で駆け抜けた。全速力であるはずなのになぜか先ほどと同じく私の眼には全てがスローモーションの様に大きく確かに映り込んできていた。

もしかして死んでいく瞬間は時間が止まったようにスローモーションになっていくのかもしれない。私のこの二つで体験から実感したことだ。列車がすごいサイレンを鳴らして通り抜けたとき足ががくがくして暫く立てなかった。少しでも躊躇していたら今こうしてここで本を執筆していないだろう。皆さんには絶対に経験してほしくない体験である。5度も死の淵を味わうとほんとに度量が増す。（かといって皆さんに死の淵を味わえとはいわないが）しかも今回は私が一カ月留守にしてもちゃんと医院が回っているという現実を見据えることが出来た。

これを機に色々なことを焦ってやったり、無理難題をどうにかこなそうと力んだりすることが少なくなった。年相応の若干の余裕が出てきたのだろう。こうして少しずつではあるが進歩し、年商も5億円を超えたあたりから、6億、7億円と毎年測ったように一億ずつ増えていき現在に至る。現在、デンリッシュと合わせると総従業員約180名、年商も11億円弱となっている。

自分で言うのもなんだが歯科としてはちょっとした組織である。この海星会をいかに切り盛りしてきたかHow to的なことやテクニック的なこと（?）は他の章に譲り、このあたりで自分の半生記述は幕を下ろすこととする。ここまで読んで頂きありがとうございました。

コラム6

煉瓦職人の話

昔、イタリアのとある街で大聖堂が建築されていた。ある旅人がそこを通りかかかると煉瓦職人数人が仕事に従事していた。つまらなそうにダラダラと働いている一人の男（以下A）と目があった。

旅人「精が出るねえ！」

A「このクソ暑いのに来る日も来る日もレンガ運びでっせ！　ダンナ。帰ってビール飲むことだけが楽しみですよ。早く日が暮れねえかなあー」

ふと、隣をみるとAの横で目を輝かせて楽しそうに働く男（以下B）がいた。あまりにはつらつと動き回るBに、

旅人「たのしそうだね！」

B「イヤー、わっしゃーこの大聖堂が完成するのが楽しみでしょうがないでっせ、ダンナ。街1番の大聖堂でっせ。この前棟梁に無理言って設計図を見せてもらったらびっくりしたのなんのって、ただすげーって感じ。煉瓦でしか貢献できないけど、このプロジェクトにかかわることができて光栄でっせ。しかし、煉瓦にもいろ

んな色合いがあって、日の当たる角度によっては輝くこともあるんでっせ。ちょっと位置をずらしただけで幾何学的に美しく見えたり……。まあこんなことを考えて愉快にやってまっさー。」

数年後、再びこの地を訪れた旅人、懐かしく思い大聖堂に足が向いた。すでに大聖堂は完成し、目を見張らんばかりの美しさであった。数年前と同じ場所に行ってみると、そこには数年前と同様に煉瓦を運んでいるＡの姿があった。

旅人「精が出るねえ」

Ａ「半年前に完成したのにもう補修でっせ！　ダンナ。１週間前の落雷を恨みまっせ。帰ってビールを飲むことだけが楽しみですよ。早く日が暮れねえかなー」

旅人「ところで一緒に働いていたＢは？」

Ａ「あいつは、隣町にいますよ。なんでもここに負けない大聖堂を作るとかで、そこに呼ばれたみたいでっせ。棟梁にうまく取り入ったんじゃないっすかねえ」

数週間後、隣町に寄った旅人、建築中の大聖堂にＢを発見し

旅人「ずいぶん出世したようだね。棟梁に取り入ったって？」

B「とんでもない、いい煉瓦の壁を作りたくて仕事が終わると毎日のように棟梁の家に相談に行ってただけです。この大聖堂を作るにも素晴らしい相談相手です。煉瓦だけじゃなくガラスや大理石にも詳しいですし……。毎日が勉強です。どこにも負けない美しい大聖堂を作ってみたくて……。」

そこには、新棟梁として、数百人に囲まれニコニコ働くBの姿があった。

3章

好きなこと、もの

温泉

２０１３年9月27日。

この原稿は長野県の蓼科の「音無の湯」という日帰り温泉施設で書いている。昨日は八ヶ岳名湯唐沢鉱泉、一昨日は松本市の崖の湯温泉「薬師平茜宿」といった具合に様々な秘湯宿を訪れた。

今、私の中では秘湯ブームで、全国のあらゆる有名な温泉地は行き尽くした感があってのことであろう。家や仕事場では原稿など書けない。現在治療はしているし、様々な部署の会議や勉強会に顔を出さねばならない。家にいても電話やメール、テレビや冷蔵庫といった誘惑が多くとても集中出来ない。と色々な理由づけをして何のことはない。自分の趣味を無理やり仕事に絡めている。

非常にあくどい手である。私が温泉に目覚めたのは39から40歳ぐらいのことであろうか。そう、あの生死を彷徨った後からか。広島で生まれ育った私はあまり温泉が身近になかった。あのあたりで有名な温泉地は兵庫の有馬温泉、愛媛の道後温泉、山陰の玉造温泉、温泉津温泉ぐらいで広島県には湯来温泉があるくらい。今凝ってて大好きな源泉かけ流しの温泉地は数少ない。

それだけに当時訪れた草津や奥日光、那須塩原のあの真っ白な硫黄泉や酸性泉には正直度肝を抜かれてしまった。しかも湯上りのビールが殊の外うまい。

温泉にはまった私は毎週のように日帰りでも一泊でも（一泊の場合は車で寝泊まりする）関東から行ける温泉地は、ほぼ行き尽くした。（なぜなら一回の遠出で3～7か所の♨に入りまくるので）

2、3年前から少し余裕が出てきたのを良いことに3泊や4泊の休暇を取って北海道、九州などの温泉地にも出かけている。日本はほんとに良い所で温泉地でゆったりしていると、何とも言えぬ開放感と明日への活力に繋がる。当初はグルメや地ビールや観光地、美術館や遊園地が旅行の目的であったが、いつの間にか温泉自体が目的に変わってしまった。

最近、デンリッシュ代表取締役角氏が私のこの習性に気付いたのか、盛んに診療所近くの立ち寄り温浴施設に誘って来るようになった。そこで話しているると何かいいアイデアが浮かぶというものだ。私の勧める温泉地ベスト11をこの場を借りてここに記したい。

11　四万（群馬）
10　層雲峡（北海道）

9　万座（群馬）
8　白浜（和歌山）
7　新穂高（岐阜）
6　乳頭（秋田）
5　黒川（熊本）
4　東鳴子（宮城）
3　奥鬼怒（栃木）
2　霧島温泉郷・妙見（鹿児島）
1　温泉津（島根）

ついでに温泉宿ベスト22

22　望洋楼（三国温泉・福井）
21　満山荘（奥山田温泉・長野）
20　山口旅館（垂玉温泉・熊本）
19　水明館佳留萱山荘（新穂高温泉・岐阜）

3章　好きなこと。もの。

18　汪泉閣（宝川温泉・群馬）
17　大朗館（田の原温泉・熊本）
16　ニセコ薬師温泉旅館（ニセコ温泉・北海道）
15　泡の湯（白骨温泉・長野）
14　べにや無何有（山代温泉・石川）
13　鷹の巣館（鷹の巣温泉・新潟）
12　後楽館（地獄谷温泉・長野）
11　青荷温泉（青荷温泉・青森）
10　御宿こまゆみの里（平家平温泉・栃木）
9　湖山亭うぶや（河口湖温泉・山梨）
8　湯の閣（川湯温泉・北海道）
7　いきかえりの宿　瀧波（赤湯温泉・山形）
6　黒薙温泉旅館（黒薙温泉・富山）
5　石原荘（妙見温泉・鹿児島）
4　長楽園（玉造温泉・島根）
3　元湯夏油（夏油温泉・岩手）

2　風の森（奥武雄温泉・佐賀）

1　不老不死温泉（黄金崎不老不死温泉・青森）

そういえば温泉の達人たち〝郡司勇さん〟〝大黒敬太さん〟〝石井宏子さん〟の本はほぼ読破してしまった。

ビール

ヴァイツェン、ピルスナー、エール、スタウト、ペルシャンホワイト、ポーター、デュンケル、ケルシュ……。一般的な日本人はこれらのビールの種類と味を知っているだろうか？

日本で飲まれているビールは、ほぼピルスナーである。キリンであろうとアサヒであろうとサントリーであろうと〝とりあえずビール〟というのが日本の居酒屋での注文時にやりとりされる会話の代表といったところに、日本のビール事情が見え隠れする。外国人（特にドイツやチェコやベルギーなどビールをよく飲む人々）がこれを聞いたとき〝とりあえず〟という銘柄が日本のビールにはあるのだと勘違いされたという実しやかな話があるぐらいである。

私も外国に行く都度、ビールの種類や銘柄にはよく注意しているのだが、欧米ではワインやスピリットと同様、ビールにも数行、メニューが横に連なっていてその中で何をチョイスするのか楽しめる。アジアでは殆ど一種類か二種類で、日本と同じ事情であるのが少々寂しい。最近、クラフトビール（地ビール）が徐々に浸透してきていて、少しずつではあるがビールへの関心も高まりつつあるようである。

私がビール一辺倒になったのは、大学生のあの合格発表の時以降からか？　見栄を張ることもなくリラックスした自分にビールがぴったりだったのだ。

それ以前はカクテルやワインに凝っていてシェーカーやスクウィーズグラスなど、カクテルに必要なグッズを揃えたほどだ。シンガポールスリング、テキーラサンライズ、フローズンダイキリ、といった自分の好きなカクテルをアレンジしては〝香澄スリング〟〝銚子サンライズ〟〝スノーダイキリ〟など命名して楽しんでいたのが懐かしい。

この度ドイツ、オーストリア、ベルギー、オランダ、チェコ（フランスやハンガリーも）に旅をして以来、ますますビールへの畏敬を深め、彼らのビールに対する愛情を確認したばかりだ。私の好きなビールベスト11

11　湯上り美人〝ダークラガー〟（熊本黒川温泉クラフトビール）
10　大沼ビール（北海道のクラフトビール）
9　キリン　スタウト
8　銀河高原ビール（小麦のビール）
7　コナビール（ハワイ）
6　常陸野ネストビール（茨城のクラフトビール）
5　シメイブルー（ベルギー）
4　ペルジャンンホワイト（ベルギー）
3　ヴァイツェン（ドイツ各地）
2　ケルンで飲んだケルシュ
1　ミュンヘンで飲んだデュンケル

こうしてみるとドイツが多い。

自転車

山手線一周、筑波、九十九里、富津、私が日帰りで行く自転車旅の一部である。2、3泊取れると房総半島一周、横浜、鎌倉、秩父へと行動範囲は広がっていく。

そういえば小中学生の頃、よく自転車に乗っていたな。自転車で広島市内や海、田、坂の海辺へと出かけて行ったものだ。小旅行だったけど……。

一番思い起こすのは受験の願書を取りに母校の広島学院まで（家から20km位）行ったときのことだ。予備校（家から5、6km）まで毎日自転車で通っていた。私は前章でも触れたが、この予備校での学習スタイルが性に合っていた。もしかしたら自転車通学という適度な運動がさらにそのことに拍車をかけたのかもしれない。（中学高校と6年間は電車通学であった）

清々しい気分だったのを覚えている。しかしながらその直後、汗をかいてすぐに冷えたせいか（1月下旬の一番寒いころだったような気がする）風邪をひいてしまって苦い経験になってしまった。（実力不足を体調不良のせいにしてはいけません）

ともあれ、自転車は私のライフスタイルに合っている。早大に通っていた頃、三軒茶屋、下北沢、新宿、渋谷、池袋など、主だった早大周辺の地域には自転車で出かけていた。安上がりで尚且つ渋滞知らず！　いいことづくめである。夏場に若干汗臭くなる欠点を除けば。勤務医の時代も開業してからも5～10㎞の範囲であれば自転車が足であった。そう、通勤にも自転車を主に利用していたのである。

汗をかく欠点は開業してからは診療所にシャワーを設けるという対策で凌いだ。（何のことはない。診療所を私物化しているだけではないか……。）まあこんな調子で今日も明日も自転車で移動する毎日である。（最近、パソコンや本や書類などの持ち物が増えて少しずつ自転車から遠のいているのが残念だ）自転車で行った思い出に残る地ベスト11

11　成田山新勝寺
10　柏（何故か当時はやっていたマンガ喫茶に1泊した。）
9　オアフ島（ダウンタウン、パンチボールの丘、タンタラスの丘）
8　父島1周
7　グアム島ほぼ1周
6　ローマ（カラカラ浴場、アッピア街道）
5　葛飾柴又（数十回）
4　横浜（ビジネスホテルに一泊）

３　筑波山（日帰り）
２　軽井沢（レンタサイクル）
１　房総半島一周（２泊）野宿で乗り切った

映画

カミさんには内緒だが（というかこの本の出版で知ることとなるが）、カミさんの前につきあった彼女が大の映画ファンであった。グレダガルボやビビアンリー、アヌークエーメといった往年の美しい女優が大好きで、その影響で古い映画を見るようになった。なぜか古い映画は邦題が原題とはかけ離れていて

哀愁　〝Waterloo Bridge〟
慕情　〝Love is a Many Splendored thing〟
旅情　〝Summer time〟

といった具合だ。そのことも興味をそそった。

当時、文春文庫ビジュアル版から出ている「洋画ベスト150」、「大アンケートによる女優ベスト150」、「洋・邦名画ベスト150中上級編」等を購入し、順番に貸しビデオ屋で借りてきては見ていたのを今のことのように思い出す。

30代になり「男はつらいよ」シリーズに魅せられ48作全てを借りて見ると言うほどであった。その内、DVDを買い求めてしまう有様。(DVDはお得で、寅次郎ハイビスカスの花特別編とテレビドラマ版男はつらいよもついて全50巻だ。)

その後、ダイハードやバック・トゥ・ザ・フューチャー、ロッキー、ゴッドファーザーといった連作物、タイタニック、プリティウーマンといった大作も見逃さなかった。比較的最近の名作もどんどん買い足され今3階のDVDコーナー置き場に憂慮している状態である。それではお決まりの私の選ぶ映画ベスト11

11　ドラゴンへの道
10　カッコーの巣の上で
9　ボルサリーノ
8　シェルブールの雨傘
7　サウンドオブミュージック

6　幸せの黄色いハンカチ
5　シェーン
4　ダイハード1st
3　男はつらいよ寅次郎相合傘
2　カサブランカ
1　ローマの休日

古の映画ばかりだ。

広島カープ

今年（2013年）、初めて我らがカープはクライマックスシリーズに進出を決めた。この制度が出来て初めての事らしい。Aクラス（6チーム中3位以内）に長い間、入れなかったのだ。

私の青春期（12歳から17歳の間）、我らがカープは3回も優勝している。連続優勝も経験していて（1975、1979、1980年）、その後3回は1984、1986、1

991年。それ以来ずーっと低迷。セパ両リーグで最も優勝から遠ざかっているチームという不名誉な記録を更新中である。

たかが野球ではあるが、されど野球。我々広島県出身者は殊の外カープがお気に入りで、家族や親せきが集まって夕食などしている時、カープの野球中継が始まると皆テレビの前に釘づけになる。次の瞬間野次は飛ばすし、拍手はするし、点を取れば万歳三唱。食卓はさながらミニ広島市民球場（今はマツダズームズームスタジアム広島か？　広島市民球場は2010年取り壊された）の応援席へと早変わりする。

カープが連続優勝したのは私が高1高2の時。毎日試合が始まるとお風呂でラジオナイターを聞いていたのを覚えている。テレビで中継のある時は必ずと言っていいほど見ていた（当時、中継は巨人戦と広島市民球場でやる試合の半分くらい。衛星放送もケーブルテレビも存在しなかった。）

カープの低迷と共に、私も大学生、社会人と環境が変わるにつれ、熱狂的に応援することが少なくなった。他の娯楽や人との付き合いで夜にお酒などを飲むことが増えたからであろうか。それでも年に一回カープが千葉にお見えする機会がある。千葉ロッテとの交流戦だ。この交流戦が始まった当初は今テナントを借りているビルのオーナーの計らいもあり、ＶＩＰ席やバックネット裏の年間シートなどを用意してもらっていた。家族や親戚、従業員などとよく見に行ったものだ。ここ3、4年そのような計らいがなくなった。忘れられたか？

それでも弟（千葉市在住）と一緒に毎年のように応援に駆け付けている。それでは私の選んだ歴代カープベストメンバーを発表したい。

1. ショート　高橋　慶彦
2. 指名打者　野村　謙二郎
3. ライト　前田　智徳
4. センター　山本　浩二
5. ファースト　水谷　実雄
6. サード　衣笠　祥雄
7. セカンド　正田　耕三
8. レフト　山本　一義
9. キャッチャー　達川　光男
スターター　外古場　義郎
北別府　学

セットアッパー　黒田　博樹
クローザー　前田　健太
ピンチヒッター　大野　豊
ピンチランナー　津田　恒美
　町田　公二郎
　緒方　孝一

普通、指名打者は大きくて守備のあまり良くない足の遅い選手が入るのだが、我がカープは機動力のある三拍子揃った選手が多いのでこのような選択となった。カープファンの皆さんも納得のオーダーであろう。このメンバーなら今の巨人に完勝するであろう。

実は一人だけ、カープ一筋でない選手がいるのだが、皆さんおわかりであろうか。水谷である。彼は晩年、加藤秀司とのトレードで阪急（今のオリックス）に移った。広島で首位打者、阪急で打点王と目立たぬとも一時代を築いた。私の母（熱狂的カープファンの一人）曰く、「浩二や衣笠が倒れても、水谷がちゃんと打ってくれるけぇー安心じゃけんねー。」私も同感だ。

彼はチャンスに強いほんとに頼れる5番バッターであった。だからこの選択をお許し頂きたい。（すいません。忘れてしまいましたが高橋慶彦もロッテ、阪神では目立った活躍はしておらず広島時代の彼のみ印象に残っている人がほとんどの為彼もChoiceして良いでしょう。）

落語

今私の書斎に目を向けると、３種類のシリーズものＤＶＤが鎮座している。一つは「男はつらいよ」全50巻。シリーズもの映画では48作という記録を作り、ギネスにも登録された。（他2巻は特別封切編とテレビ編）

二つ目は「刑事コロンボ」全50巻。そして三つ目がこれから触れる「古典落語」全60巻である。

落語に興味を持ったのは、比較的最近で、40歳も中盤に差し掛かる頃だったと記憶している。ドライブ中に流れてきたラジオがきっかけだ。私と同い年である柳家喬太郎が司会をしていて、そのテンポの良さと彼の創作落語である「夜の慣用句」「午後の保健室」が殊の外ツボにはまってしまった。

彼の名前を記憶した私は、YouTubeで片っ端から彼の作品をチェックした。古典落語の「時そば」も彼の十八番であることも知った。特に枕の件が傑作だ。それから、古典落語も聞くようになり、浅草にある演芸場にも足を運んでみた。生で見る落語もおつなものだ。ビール片手に聞けるのも気に入った。

ある日書店に足を運ぶと、古典落語が隔週で50巻発刊されるという垂れ幕を目にしてしまった。〝これは買いだな〟私は一人ほくそ笑んだ。

それから再生専用のDVDプレイヤーを買い込み、お風呂につかりながら落語を楽しむのが日課となった。そう言えば最近、浅草演芸ホールに良く出演しているギター漫談ぺぺ桜井を祖父に持つスタッフが入社してきた。引き寄せの法則だな。またひとりほくそ笑む自分がいた。

またまた面白かった落語ベスト11

11　短命…………桃月庵白酒
10　粗忽の釘…………柳亭市場
9　幾代餅…………林家さん喬
8　ちりとてちん……林家喬太郎 or 林家権太郎
7　愛宕山…………古今亭菊之丞

6　初天神……………三遊亭遊雀
5　子別れ……………古今亭志ん輔
4　居残り平次………立川談志
3　芝浜………………林家小三治 or 五街道雲助
2　時そば……………林家喬太郎
1　井戸の茶碗………三代目古今亭志ん朝

井戸の茶碗や、芝浜、子別れ等、人情噺に弱い自分に気が付いた。

絵画

高校で選択したのは、美術でも音楽でもなく書道だったし、絵を描くことが特に好きでもなかった。初めて真剣に絵を描いたのは、21歳の時。カミさんに初めて誕生プレゼントを贈った時だ。

学生だからもちろんお金はない。無理して高価なものを買ってもきっと喜ばれないだろうし、あれこれ考えを巡らせているうちに、部屋に飾ってある写真にふと目が留まった。

もちろん彼女の写真だ。綺麗だった。この写真を写生して彼女に送ろう。そう決心した私はすぐさま鉛筆片手に画用紙と格闘していた。

このことがきっかけとなって、少しずつ絵画に興味がわいてきた。何故感動を与える名画は時がたっても色あせないのか？　名画の何が人々を魅了するのか？　そんなことを考えるようになった私は、自然と美術館に足が向いた。

よく行ったのは、佐倉の川村記念美術館。ブリジストン美術館、大原美術館、ひろしま美術館、足立美術館など、全国の有名な美術館なら、どこにも行くようになった。ヨーロッパ旅行では、ウフッツイ美術館、オルセー美術館、ルーブル美術館、アムステルダム国立美術館、バチカン美術館にも、もちろん立ち寄った。

話を元に戻す様で申し訳ないが、川本画伯の初めての作品はなかなかの出来栄えで、たいそう彼女を喜ばせたのを付記しておく。今でも大切に保管してくれているようだ。

それでは川本画伯が選んだベスト11へレッツゴー

11　ヴィーナスの誕生（ボッティチェッリ）

10　夜警（レンブラント）

9　最後の審判（ミケランジェロ）

8　無我（横山大観）
7　キリスト降架（ルーベンス）
6　晩鐘（ミレー）
5　牛乳をつぐ女中（フェルメール）
4　ローヌ川の星月夜（ゴッホ）
3　接吻（クリムト）
2　神奈川沖浪裏（葛飾北斎）
1　マドンナ（ムンク）

幻想的かつ優しい感じの作品がお好みの様だ。

番外　メキシコかるた（星加海）川本画伯所蔵

旅

旅は究極だ。今まで書いてきたあらゆる要素が満たされる。美味しいビールは殆ど旅先で飲んだものだし、素晴らしい絵画も旅に出ないと出会えない。

自転車旅は文字どおり旅の一種だ。自転車でレースをするわけではない。心温まる温泉には旅をしないとつかることができない。

もしかしたら、私は旅が大好きで、そのほかの事はそれに付随するがゆえに好きになったともいえなくはない。ふと気が付くと、日本のすべての県にお邪魔している。東アジアや東南アジアで行った事のない国はミャンマーぐらいである。（アフリカや南米にはまだいけてないが……）。

50歳になった私はJRの大人の休日倶楽部の資格を手に入れることが出来るらしい。色々な切符が割引になるようだ。ますます私の旅年鑑の充実に拍車がかかりそうだ。そう言えば、エアーのマイルも着実に溜まっているようだ。シメシメ……

――国内編

11　平泉……ご存じ2011年に世界遺産登録の街。それも納得といわんばかりの風流な見どころが目白押しだ。1日でほぼ全観光スポットを見て回れる。できれば、中尊寺から毛越寺まで裏山を自転車で巡ってほしい。

10　金沢……本当に美しい街で桜の咲く時期に金沢城と兼六園の間の道路に咲き誇る桜

並木は筆舌に尽くし難いほどである。小京都と言われるだけあって、ひがし茶屋街も趣がある。

長町武家屋敷跡、にし茶屋街も一興。近江町市場ではグルメも唸る。近くに加賀温泉郷があるのも◎

9　戸隠……長野近くのパワースポット。晴れた日より、小雨のぱらつき日の方がより神秘的である。

8　稚内……日本最北端の駅から歩いてノシャップ岬まで行ってみた。最北の町の何でもない日常が感じられとてもよかった。同じような一人旅の人と知り合ってご一緒したのもいい思い出だ。岬から見た樺太が目に焼き付いている。

7　札幌……北の大地の大都会。駅を降りて、すぐ時計台に向かう。10数分だ。大道公園を少し散歩して、狸小路を抜けるともうすすきのだ。北大も駅のすぐ裏だし、道庁も駅近だ。観光資源満載の上、物価も安く、食べ物の質量とも満足度が高い。ドーム球場が遠いのがやや難か。運河の町小樽には電車ですぐだ。

6　平戸……佐世保からバスで1時間ほど。バス停のほど近くにいけすがあり、そこで生きのよさそうな魚を指名。すぐに刺身やてんぷらなど、好みの調理をしてくれた。

とてもおいしかったのが記憶に残っている。寺院と教会が同時に見える風景は、日本広しといえども1、2を争うビュースポットだ。

5

松山……整然として綺麗な街だ。城が街に溶け込んでいる。少し車を飛ばせば、関サバ、関アジが九州で食べるよりだいぶ安く味わえた。九州のものほどブランド力がないのだが、同じ豊後水道で獲れるので味は同じだという。なるほど遜色なかった。坊ちゃんの舞台でもあり、文学や歴史のにおいのする四国の中心都市だ。

4

沖縄……沖縄の中心都市は那覇であるが、良い悪いは別にして最も沖縄らしさが残るのは、沖縄市であろう。郷土料理の質と量、エキゾチックな街並み。美しい海岸にも近い。土産も安くていいものを買えたのを覚えている。

3

父島……船でしか行けない東京都の秘境の地。イルカと一緒に泳いだり、ホエールウオッチングが出来たりと楽しみ満載だ。ウミガメを間近で見れたりもした。オプショナルツアーで行った南島の光景と泳ぎ心地は、まさに日本一の海水浴場だ。ハワイやバリなどの海外の名だたるビーチに決して引けを取らないと約束できる。島一周のサイクリングもオツだった。何よりも美女医2人との3人旅だったこともこの旅を印象付けた。そういえば島レモンのジン割が、殊の外美味しかった。ウミガメのお寿司はそれほどでもなかったけれど。

2

神戸……長崎や函館もそうだけれど、私は港町が好きだ。哀愁があるし、ハイカラなイメージが街全体を覆う。汽笛なんか聞こえてきた日には、もう、えも言えぬエクスタシーを感じる。その代表が神戸で、用もないのに何となく新幹線から降り立ったことが幾度とある。新神戸駅から異人館道りを抜け、元町の南京町へ。そこからアーケードを抜けてハーバーランドへというのがお決まりの散歩道だが、NHK、神社や公園といった立ち寄りスポットも多く、旅人を飽きさせない。風見鶏の館を猛スピードでスケッチしていた新進気鋭の画家、〝星加海さん〟と出会えたのもいい思い出になっている。

1

広島……生まれ育った地であるが、まだお越し頂いていない人がいらっしゃれば是非!!　という意味でランクインさせて頂いた。平和公園の原爆資料館には是が非でも足を運ぶべきで、戦争の、原爆の悲惨さを肌で感じてほしい。唯一の被爆国として、決して風化させてはならない出来事だと真剣に思う。宮島、錦帯橋など付近の観光には事欠かないが、何よりグルメ派にはとっておきの地だ。お好み焼き、牡蠣、瀬戸内の小魚、広島菜、広島つけ麺等、美味しさ満載が目白押しだ。ミシュランが東京横浜版、関西版、北海道版のつぎに広島版を出したのが、そのことを証明している。

――海外編

11 ハワイ……ワイキキ、アラモアナもいいが、ぜひ少し足を延ばしてラニカイビーチにも行きたい。ほんとにすばらしいビーチでただそこにいるだけでかなり幸せな気分が味わえる。ダイアモンドヘッドからのサンライズ、ノースショアからのサンセット、バースストーン、ペレの椅子、モアナルアガーデン等々紹介していたら一冊の本が出来るくらい意外とハワイは奥が深い。ワイキキからダウンタウンを経由してパンチボールの丘、タンタラスのおかまでサイクリングしたのが懐かしい。少し坂がきつかったけれど。今度は、オアフ島一周にチャレンジしたい。もちろん自転車で。

10 ゴールドコースト（オーストラリア）……3つのテーマパークと、コアラ、カンガルー、ウォンバット等オーストラリア固有種に出会えるワンダーランド。是非家族ずれで訪れてほしい。いつもサーファーで賑わうビーチも一興だ。サーファーズパラダイスという地名だもの……あたりまえか。

9 パリ（フランス）……ブリュセルから北駅に到着。ホテルのあるマレ地区に荷物を預けると、待ちに待ったパリ観光の始まりだ。憧れのセーヌ川沿いに、ノートルダム大聖堂、ルーブル美術館、オルセー美術館、コンコルド広場。そこからまっすぐ西に延びるのがシャンゼリゼ道りだ。カフェでひと休みするとあの凱旋門が目に入って来た。真南に下ると、かの有名なエッフェル塔だ。徒歩でほぼ半日。東京に比べるとコンパクトな街だ。ベルサイユ宮殿、フォンテーブロー等、郊外にも足を延ばせば逆にパリの広大さが実感できる。

8

台湾……故宮博物館、忠烈祠、九份、北投温泉などの観光地もいいが、グルメのイメージが強い。ちょっとした屋台で食べても大抵おいしく、それほど期待を裏切らない。夜市でお目にかかるかき氷は絶賛で、日本のものとは一線を画する。何杯もいって、次の日お腹を壊すこと請け合いである。慰安旅行の際には皆でサンセット時刻あてゲームをしたのがいい思い出になっている。（確か淡水という港町だったか……）

7

マカオ……なんといっても生まれて初めて歩いて国境を超えたのが忘れられない。珠海にわたるとそこは中国。見る光景も言葉も物価も全く別物だ。モンテカルロ、ラスベガスと共に三大カジノ地帯と称されるが、その名に恥じずゴージャスなカジノが軒を並べる。ちょっとしたショーが見られたり、ドリンクが飲めたりと利用価値も大きい。（無料なのに驚いた。）ポルトガルの植民地時代のカラフルな建造物も目を楽しませてくれる。料理もなかなかだ（特にポルトガル料理がおすすめ）。カジノだけプレイしに行くにはもったいないエキゾチックシティーだ。

6

ブルージュ（ベルギー）……天井のない美術館、北のベネチア等この街を絶賛する称号に事欠かない。それ程この街は美しい。街のシンボル、鐘楼に上ったら運河クルーズにチャレンジしよう。乗り場は5か所。どこから乗っても同様の風景がたのしめる。

5

ペナン島（マレーシア）……もう7、8年近く前になろうか。その年かなり業績が良くて、慰安旅行を企画することとなった。4、5泊で行きたいところのアンケートを取ると、圧倒的にNYが票を集めた。医院をなるべく閉めたくない事もあって、少数派ではあったが、バリ島やペナン島も候補地として決まり、3組に分かれて時期をずらし飛び立ったのを記憶している。本当はNYに行きたかったのに医院の都合で変えてもらった人にこの場を借りて陳謝したい。〝すいませんでした。〟前置きが長くなってしまったが、その時行ったのがペナン島で、メンバーは4人ではあったがかなり思い出に残る密度の濃い旅となった。ランブータン早食い競争に参加したり（うち一人が優勝を勝ち取った。）、田舎のビーチでサメに襲われそうになったり、タクシーに携帯電話を忘れて大騒動になったり、初めてドリアンを食して吐きそうになったり、夜は夜でトランプやゲームで盛り上がったりと今でもその時のことを思うと大笑してしまう程である。今思い出したのだが、この旅行の最初のホテルチェックインの日、サッカーワールドカップジダンの頭突き事件をＴＶで放映していた。しかもリアルタイムで。２００６年7月9日の事らしい。一緒に行ったスタッフももう30代半ばに差し掛かるのか。時の残酷さを感じる。その時の写真やビデオでも見直してみるかな。当時壮年と言われた男も今初老に差し掛かっているのか。残念なことに……。その時に買った鈴のネックレスが未だに貴重品入れの中央を占拠している。

4

ベネチア（イタリア）……ご存じ水の都本家本元ベネチア。まだ1回しか訪れていないが、何回も訪れたくなる街である。ゴンドラに乗ったり、ベネチアングラス工房を訪れたりとべたな観光しかできなかったのが残念だ。それでも旅人のハートをわしずかみにする不思議な魅力がこの街には存在する。大鐘楼から見渡す、ラグーナやサンマルコ広場が目に焼き付いて離れない。

3

ストラスブルグ（フランス）……ドイツとフランスの国境沿いの街。アルザス地方の中心都市でもある。白壁に黒い木組みの建物が並ぶ旧市街は、プティット・フランスと呼ばれとりわけ美しい。点を射るようにそびえる一本の尖塔が印象的なノートルダム大聖堂が街の中心をなし、ゴシック様式ゆえドイツの面影をしのばせる。

オ・ボン・サン・マルタンという名物レストランで食したタルトフランベの味が未だに舌に残っている。

2

バリ島（インドネシア）……近いがゆえによく立ち寄るソウル、香港、台湾。仕事で行くことが多いハワイ、シンガポール、プノンペンを除くと、おそらくバリが一番渡航回数の多い地と言えよう。つまり一番好きといっても過言のない地である。最初に行った時の神秘性とエキゾチック感が未だに私の心を支配している。クタやレギャンのビーチから眺めるサンセットは一級品だし、サヌールのぬるま湯に浸ったかのようなリゾート感もいい。ウブドのあかぬけきれないサイトビューも私に合う。何より物価が安いのが魅力だ。思い切り食べて飲んで一人数百円。しかも味はなかなかだ。足裏マッサージだって、30分２００円程度。笑うしかない。一度行くと病みつきになる。そんな島だ。

1

ローマ（イタリア）……ローマの休日はほんとに大好きな映画で、おそらく数十回は見ている。その舞台となるローマには長年あこがれ続けていた。15、６の頃からなのでかれこれ30年ということになろう。やっと念願かなって、一昨年行くことが出来た。１日目はツアーで主な観光地を。２日目は自転車でカラカラ浴場、アッピア街道、カタコンベめぐりなど郊外へ。３日目にいよいよロケ地めぐりだ。朝４時に起きてチェックアウトの11時まで。ホテル近くのコロンナ宮の外観、トレビの泉、スペイン広場、マルグッタ道り51番、ポポロ広場、テヴェレ川に沿ってサンタンジェロ城、サンピエトロ寺院、パンテオン、真実の口、コロッセオ、セプティミウス凱旋門、ヴィットリオ・エマヌエレ2世記念堂と。何故か早起きが苦にならなかった。その場所場所でアン王女が甦ったからか？

コラム 7

当たり前のことをしよう

国家試験に合格し、今後の歯科医療に期待に胸を膨らませる反面、若干の不安感もありわたしの尊敬する恩師、大山先生に相談にいったことがある。

「先生、来るべき歯科医師過剰時代に向けて何か特別な技術なり知識なりを身につける必要がありますか？　もしあるとすればそれは何ですか？」と。

師曰く、「特にないよ川本君。Ｄ４（歯学教育最後の学年、当時は、今でいう研修医教育をその間に行っていた）で学んだことをしっかりたんたんとやっていけばいいのだよ。当たり前のことだけど、このことがきちんとできている人は意外と少ないんだよ。」

その言葉を聞いて深く感銘を受けたのを今でも覚えている。「当たり前のことを当たり前にやる」なるほどと思った。歯科の世界で言うと、〝目的の歯をデンタルの中央に適切な大きさで撮る〟〝根充を根先まで密にする〟〝軟象を残さず形成する〟〝過不足なくＣＲ充填を行う〟〝石膏に気泡を入れず模型を作る〟等々……

歯科の世界に限らず、一般的な生活にもこのことは言えるのではないだろうか？
＊挨拶を人の目を見てちゃんとする
＊親孝行をする。子供の面倒をちゃんと見る
＊教師や目上の人を敬う
＊陰口や人の嫌がることを言ったりやったりしない
＊嘘をついたりごまかしたりしない
等々、挙げればきりがない。がこのようなことは幼少時代から当たり前のことと
して受け止めてきたはずだ。
また1）ダイエットに成功する　2）お金持ちになる　3）試験にパスする　に
はどうすればいいか何となく当たり前に知っているはずだ。
1　低カロリー高たんぱくなものを腹八分に食べて、適切な運動をする。
2　無駄遣いをせず、余ったお金をちゃんと貯金や投資に回す
3　体調を整え、しっかり適切な方法で勉強する
これだけのことである。
しかし、1も2も3も世間ではかなり難しいことのようで、巷の本屋に行けばそ
の類の本で溢れ返っている。

どうだろうか。我々は物事を当たり前に単純に考え、淡々と当たり前にこなしていこうではないか。特別な思想や論理、人目を引くような方法や技術、奇をてらった発想や戦術がないと世間を渡っていけないのではないかと不安が頭をもたげる。しかし現実はむしろその逆で、それがなくとも当たり前のことを当たり前にできる人を社会は求めている。

２００7年12月11日　海星会理事長　川本　真

4章

考え方、習慣

好きなものを書いているとどんどん筆が進むし楽しい。読んでいる側も面白く読めた？のではないか？　カープには興味はないしビールも飲まない。温泉なんかより家の風呂の方が落ち着くといった紳士淑女も多いであろう。そんな方には退屈だったか？

〝こんなに色々やって、彼は果たしてちゃんと仕事していたのであろうか？〟そう思われた方も多いのでは？

しかし、私はもう50歳である。これだけ生きてくると様々な経験もするし、色々な人や土地との出会いも多くて当たり前であろう。海星会十ヶ条にもあるが（第三条）〝なんとなく仕事するな、なんとなく遊ぶな。人の倍、3倍働け。仕事が終わったら人の3倍遊べ、楽しめ。〟を地で行ったら？

いつの間にか色々なことに興味を持って、色々蓄積が出来た。といったところか。しかしながら、こういったことをしている時間は仕事の時間に比べると時間比で言うとかなり少ない。9：1（仕事時間：余暇時間）ぐらいだと思う。今は8：2か7：3になっているかもしれないが。一般の中年男が熱中するゴルフ、釣り、ギャンブル（パチンコ、競馬、競輪）などは殆どしない。ゴルフは一生の内、5、6回位しかコースに出たことはないし、釣りは年に1、2回程度釣り堀で、ギャンブルはほぼ皆無、なのでこの位の経験は普通なのだと私は思う。（毎日の様に経営というギャンブルめいた事をやっているのでギャンブルに興味がないのは当たり前か……。）

自分の歴史や自分の好きな物なんてどうでもいいよ～。早く経営論的な事を書いてよ。といった読者に向けてそれらしい事を書いていこうと思う。しかしながら、今まで書いてきたことは、今から書くことの布石になっていて、決して無駄ではないので是非ともお許し頂きたい。あらゆる出来事や体験がその人の人生に決して無駄でないように。エジソンやアインシュタインの実験や失敗が決して無駄ではなかったように。

考え方

考え方一つで人生は変わるというレジュメを5、6年前作った

考え方ひとつで人生は変わる

今からよくある事象についてa）とb）という考え方を示してみる。君たちはどちらに近いか？

1 数学のテストで赤点を取った

a

- 親が馬鹿だからしょうがない→親を恨む→家庭内暴力
- 先生の教え方が悪い→先生を恨む→校内暴力
- こんなわけのわからないことを習わす厚生省が悪い→変な政治活動、宗教活動
- この日は体調が悪かったので……→なにもしない→無気力→引きこもり

b

- 勉強しなかった自分が悪い→反省→成績の良かった人に話を聞くなど対策を練る
- 自分の数学に関する能力を冷静に分析する→何とかなりそう→勉強法を工夫

↓

難しそう……①理科系をあきらめ文科系へ→早大 etc

②スポーツや音楽や芸術に才能を見出す

③ＰＣや実務的なことを習う

2　失恋した

a
- どうしてこっちがこんなに愛しているのに相手は無関心なんだ↓相手を責める↓付きまとう↓ストーカー
- どうせ私は異性に縁がない↓諦める↓無関心↓引きこもり

b
- TBC↓もっときれいになってやる、もっとかっこよくなってやる
- 仕事に燃える
- スポーツに燃える、趣味に燃える
- これで彼女（彼氏）より魅力的な人に出会えるチャンスに恵まれた。
- これで自分は成長できた↓もっと広く大きな世界へ

さて君たちは……

このように考え方は重要である。いくつかのポイントに分けて「考え方」についてお話

させて頂こう。

1．無い事の重要性を有難く思う

私は何もなかった。今も殆ど何もない。何が無いって、人、人脈、物、お金、地縁、血縁、政治力（知り合いの政治家）際立った体力、知力（知識）、学位、学閥etc…

何もないから愚直に時間をかけて仕事では、仕事の中身で勝負するしか方法がなかったし、今でもその精神を大切にしている。

何かがあるとその何かに頼った経営になる。政治家に知り合いがいたりするとその政治家に取り入って融通してもらうようになったり、有利にはからってもらえるかもしれない。生まれ育った地で事業を起こせば友人も多かったり親の助けがあったりと色々有利であろう。お金が有り余るほどあれば器具機材を豊富に買ったり有能な人間を多数集めたりできるであろう。

しかし、こういった有利性は最初の内（恐らく2～3年）で色あせてしまう。政治家は失脚するかもしれないし、友人や親だっていつまでも自分に関心を持ってもらえない。お金だって使えばなくなる。

従ってこういった何かに頼った経営は、それがなくなった時を考えると少し不安定にならざるを得ない。しかしながら、何もないと自然に知恵を絞るようになる。どうやったら患者（顧客）に受けるか。どういう募集をすればスタッフは集まるか。どういう広告を出せば人が見てくれるか。etc…

頼りになるのは自分の脳みそと銀行から借りたわずかなお金と少々のスタッフのみ。最初はその方が良いのではないか。負け惜しみではない。恐らく今を時めく大企業の創成期も同様であったようだ。トヨタしかり、パナソニックしかり、ソニーしかり、ホンダしかり、京セラしかり、特に私の尊敬する松下幸之助は幼少期身体も弱く、学歴もなし。家族は殆ど両親を含め死去、離散。丁稚奉公から身を起こした。あったのは人並み外れた観察力となんとか事業を成立させてやろうという強い思い。家族を殆どなくしてしまったため、従業員を家族のように思いやれる優しさとそして人を魅了する礼節や仁義であったと想像する。

手本は多い。我々も何もない事を憂いてはいけない。むしろ喜んで受け入れ進んでその逆境を楽しもう。主な有名人は殆ど何らかの逆境を乗り越えて今日があると聞く。アメリカの有名人はほぼＷＡＳＰ（ホワイト　アングロサクソン　プロテスタント）ではないし、その町の一番の金持ちはその町の出身者ではないというのが定説になっている。悪い例だがアルカポネなどのギャングもしかりだ。それでもあなたはあれがないこれがないと無い事を残念がりチャンスを失いますか？

2．変化を受け入れ常識を疑う

全ての事象は静かに変化していく。変化しない物はない。これは物理の大原則である。よく「強いものが生き残るのではない。変化に対応した物だけが生き残るのだ」という言葉を聞く。正にその通りだと思う。今ある法も秩序も慣習も常識も100年いや1000年経てば古臭い物と化し、100年、1000年後の我々の子孫がきっと「あの当時はこんな訳のわからない法律があったのか、無駄が多いな」とか、「なんだこの風習は、よく当時の人たちは耐えていたな」と不思議がるであろう。丁度現代の私たちが古代ローマや中世の法や秩序の不効率さや野蛮さを指摘するように。

特に日本の法律は労働三法や借地借家法を始め、時代遅れになった法律がわんさかある。あまりここで詳しく解説するとこういった法律を伝家の宝刀の如く大切にしているロイヤーや労働組合の方々からお叱りを受けるので敢えて触れないが、私の予想では数十年で法改正が行われるであろう。

或いは今我々が普通に幸せだと感じている一般に美しいと思われている事だって、時が経てば特に幸せでもなければ美しくなくなっているかもしれない。この世に生を受け教育を受け、大人になって美しい恋愛をし、結婚をし、次の世代（子供）を作り上げバトンタッチしていき、生を終える。このサイクルを順調にしかも確実にしていくことで我々人類は幸せを感じるよう今はなっている。もしかしたらこのことだってマスコミや映画を初めとする芸術家や政治家や大企業が、彼らの都合のいいように作り上げてしまっているのかもしれない。

例えば政治家にとってあまりに政治に興味を持たれてしょっちゅう国民や他の国々と議論を繰り返したくないであろう。大企業だって同じこと。あまりに企業のしくみや儲けに関心を持たれすぎては面倒だ。10代の人々には勉強やスポーツに熱中してほしい。20代の人々には美しい恋愛や友人との交友、スポーツ観戦や音楽鑑賞、コンサート、海外旅行に興味を持って刺激的に過ごしてほしい。30代には子育て、家族旅行、グルメ、会社仲間とのゴルフ、麻雀 etc…

と、これらのことに関心を持つようマスコミに踊らされているとしたら……。生きる上でもう少し重要度の高いことがあるのに、２０００年頃の人々は一部のマスコミや政府機関、芸術家にしくまれていた。踊らされていたと、５００年先の教科書に記述されているとしたら……。

価値観は時代と共に変わっていく。その事をよく知っていた方が正しい判断が出来そうだ。たった70年ほど前は「天皇バンザーイ」と言って特攻隊員が大切な命を日本国の為に捧げることが美徳だった時代があったのだ。独（ドイツ）国民が熱狂したナチスのファシズムにしたって、その渦中にいた人々にとって素晴らしい価値観だと思われたから支持支援を受けたのだ。

しかしながら時代を越え、国境を越えて信じられている不偏的な道徳、礼節、倫理、そういったものも存在する。

- 先祖を大切にし、子孫繁栄を望む
- 人を信じ、人から信じられるよう努力する
- 人と協力し合って生きる
- 人を物理的、精神的に傷つけたりしない
- 権利主張は義務を果たしてから行う
- 自分の命、人の命を大切にする等など

これらと一過性の流行や思想からくる法や制度や慣習は分けて考えたい。

３．長いスパンで考える

地球が誕生から今までを24時間に例えると、人類が誕生したのは何時ごろになるでしょう？

よく巷で聞く質問である。答えは23時58分44秒過ぎらしい。（ネットで調べてみた）同様に人類が誕生してから今までを24時間に例えると農耕が始まったのは？　一日２食も３食も食べるようになったのは？　これはネットでいくら調べても回答が得られなかったが同様に23時50数分という答えが返って来るに違いない。

私は一日一食、或いはそれさえもこだわってない食事法を実践している。仕事が忙しいから、否、面倒くさいから、否、美味しく食事を摂りたいからである。お腹が空いていないと何を食べても旨くない。せっかくのご馳走も台無しだ。（Hunger is the best sauce）よく「体を壊しますよ」とか、「栄養を取らないと頭も冴えないでしょう」とか、「朝ごはんを食べて活力を」といった声を聞くが無視している。なぜなら冒頭で書いた通り、人類は長きの間お腹が減らないと食事を摂らなかったに違いないからだ。絶対に「お昼になったから食べなければ」とか、「朝一でビタミンを摂らないと」などと考えながら食事していなかったに違いない。食べ物も恐らくフルーツや木の実、貝などしかなかったはずだ。肉を食べるようになったのも、長い人類の歴史を考えるとつい最近の事であろう。お米や穀物など保存食をいつでも食べれるようになったのはそれよりもっと後のはず。

そう考えると私の食事法は妥当と言えよう。「空腹が人を健康にする」最近、医学博士の南雲吉則氏が「50才を超えても30代に見える方法」という著書の中で同様のことを書いているが、私はこの本が出る10年以上も前から、一日一食（もしかしたら週5、6食）主義なのである。

おかげで体重は50歳になった今でも52・53キロ（身長は171㎝）。一週間の食事代も2000～5000円くらいという副産物まで生み出している。しかも食事しないと時間が生まれる。一日3食も食事を摂っていると〝何を食べようか〟から始まって買い物、調理……、店に入ればメニューの注文、出てくるまでの待ち時間、会計の時間、後片付け、歯磨き、数時間、数十時間後の排せつの時間と、やたら時間ばかり食う。食う行為は文字通り時間も食うのである。

下手すると一日中食うことと、その周辺のことに時間を費やすという結果に陥る。現代人は食うことのみに生きてきたわけではないので、残念だと思う。（食べなければ全く前

記の時間は必要なくなる。他のことに時間を費やせる）

少し話が長くなったが、私の食事法は長いスパンで考えることに由来している。食事法に限らず何か物事を考えるとき迷った時は長いスパンで考えることに徹した方が良い。

男女の役割を考える時も同様。太古の昔から男が狩りに出て、食糧を捕ってきて女性や子供に与えられる。女性は子供を育てながら小社会を作り、助け合って生きる。という生き方をしてきたはずだ。だから今になって女性も社会に出て男性的に働き、男が家事を担当することにはなかなかならない。（少し古い考え方だとお叱りを受けることを敢えて承知で）

イクメンなんて言葉は恐らく一過性の流行で終わるであろう。もし男女の役割がほんとに変わるのならそれは今後1000年から10000年位経ってからと考えるのが妥当だ。

4. 固執するなかれ

何かに固執し過ぎすると、悲しい結果を生むことが多い。例えば恋愛。多くの悲劇はこの人しかいないと思うことに固執することから始まる。当の本人以外は〝この世に何十億という異性がいるのに、どうしてそこまで固執するのだろう〟〝周りが見えてないなぁ〜〟と感じているのに、本人は〝この人が運命の人だ〟〝この人を失うと私の生きていく価値がない〟などと理由を付けては恋愛を楽しむ。うまくいっている内はいいが、いつもうまくいくとは限らず、その恋愛が相手に受け入れられない場合だって多い。

それでもまだ、その恋愛に固執してしまえば結果は明らかだ。気力を失い仕事や勉強スポーツなど他の事にも悪い影響を与えてしまう。最悪ストーカー行為など反社会的な行動をとることだってあり得る。もっと最悪な場合は自殺だ。自殺の原因が失恋というパターンは今も昔も結構多く、周りの人間を悲しませる。（そこまで人を愛したのだと、文学的に見ればよい題材になるかもしれないが社会的には明らかに悪だ）

受験でも固執による悲劇を見てきた。前章でも触れたが私の通った高校は県内随一の受験校であった。その為殆どの人間が日本の大学の雄、東京大学を意識していた。高校生になったころ半分くらいの学生がその呪縛から解き放たれるのだが、なかなか解き放たれない人間がいたりする。

もう少しのところで東大に入れそうだと、無理して東大を受験しては失敗する。東大じゃなくて京大ならなんとかなると受験担当の先生が勧めても、またもや東大を受けて不合格。現役の時は滑り止めで受験した早稲田大学や慶応大学には合格していたのに其れを蹴って浪人する。しまいには二浪三浪と浪人を重ね三浪時には滑り止めの早稲田大学や慶応大学にすら通らなくなってしまう。同様に東大受験に失敗して早稲田大学に通い、一発で司法試験に受かった同級生がいるにも関わらずだ。

彼が東大を諦めきれず、受験を繰り返しているのを横目に、どんどん同級生たちは社会人になっていく。そんな彼の最終的な目標は〝東大に入ること〟ではないはずだ。「司法試験に受かって弁護士になること」だったり「政治家になること」だったり「IT関連でひと暴れして会社を興すこと」だったりするはずだ。

もし東大に入ることが目標だとすると悲しい結果を生むであろう。入った途端、気力を失うからだ。大きな最終的な目標があり、その近道となり得る東大に入りたいというのが本来の考え方であり現時点で東大に入れなければ、少し遠回りを覚悟で最善の策を考えるというのが正しい。と私は思う。

東大に固執したばかりに生まれた悲しい出来事である。先程書いた恋愛にしても生きる目標がその人にはあるはずだ。「幸せな家庭を築く」であったり「仕事で成功して皆から祝福され尊敬されること」であったりするはずだ。たまたま恋愛という心の病に侵され、自分を見失っているだけのことである。

〝言われなくてもわかっている〟と返答が返ってきそうだが、責任ある大の大人が言うセリフではないと私なら一蹴する。

他にも固執をすることから生まれる悲劇は後を絶たない。それを防ぐため我々は時々（少なくとも1年に2、3回は）冷静に自分は何かに固執していないか列挙して書き出す必要があろう。そしてそのことについて信頼できる友人や家族に聞いてみるのも手である。「私（僕）が固執している何かがあるや否や」と。

5. 色めがねをはずそう

高校生のときであったか。現代国語の先生が面白い人で、その人は全く教科書を使用しない。今で言うディベートやKJ的な物を始め、正しく読む、書く、話すを様々な試みで高めていこうといった授業をしていた。

その中にこういうのがあった。先入観を全く排除しようというのだ。クラスの中の誰でもいい一人選んだらその人のことを書く。ただし、初めてその人を見たことを前提として。つまりあらゆる先入観を排除して、見たままのその人を描写しようというのだ。

かなり難しかった。どうしてもその人の性格やエピソードを書こうとしてしまう。そうでなければ原稿用紙がうまく埋められないのだ。後の発表の際、皆の苦労が伺われ大変印象深かった。狙いはどうも書かれた人の新しい側面を発見することにより、有りのままのその人を評価してみてはどうだろうということだったようだ。

人はどうしても過去に受けた印象が脳を支配してしまい、その人が変化しても成長してもなかなか受け入れられない。〝あの人はああいう人だから〟とスルーすることがなんと多い事か。特に若いうちは、様々な経験をしていく。読んだ本、見た映画、行った観光地、会った友人、etc…によって、その人は目まぐるしく成長していく。

久々に同窓会などで友人に会うと〝へえーすごく変わったな。少年期や青春期の面影が少し残っている程度だ〟と感じる人が結構多いのではないか。人を評価することが仕事になっている人は参考にすべきであろう。或いは現在、自分の成長を認めてもらいたい人はどんどんアピールしていった方が良い。いつかは色めがねで見ない人に出会えるであろう。

さて、この偏見を持たない目を自然に兼ね備えた人たちが間違いなく普通にいる。我々だって100％そうであったはずだ。幼児である。7歳か8歳ぐらいまでであろうか。或いは10歳くらいまでそうである人もいる。

この前、信州の旅行の際（もちろん温泉旅行、この原稿を書くための……）、山下清展示会へ出かけてみた。彼もそのうちの一人。純真無垢な平たい目で見たままを絵にできるから皆が感動する。たしかに若干の知的障害もあり問題行動も起こしたであろうが、他人にそれほど迷惑はかけてないようだった。

絵という芸術の前には偏見や先入観は大いに弊害となり得る。世間の常識や理屈だってしかりだ。現在の我々の仕事にもこれは当てはまるかもしれない。特にクリエイティブな仕事をする場合は。

今の時代、あまり物事を知らなくたってその気になればすぐネットで検索できる。知識は必要最低限でいいのではないか。もし〝私は何でも知っている。百科事典を調べるより私に聞いてくれ〟という人がいたとしても、その知識は現在までの知識であって、あと100年もすれば、あっという間に取るに足らない情報になってしまうだろう。或いは現在知られている（わかっている）知識や知恵は、今からどんどん解明されていくそれに比べると、ほんの小さな最小限のものでしかないはずだ。

我々の先祖を考えてみよう。彼らの持っていた知識や技術は今のそれと比べははるかに劣るしその量は現在の100分の一程度であろう。アインシュタインの相対性理論やニュートンの万有引力の法則ですら知られていなかった時代がほとんどだ。それでも我々がハッとするような芸術や音楽は残っている。いやむしろ絵画や音楽は古の時代に学ぶことだってある。

きっと目が心が耳が五感全てが純でピュアだったからであろう。偏見や先入観、もっというと今現在の常識が正しいと信じられている秩序を一度捨ててみてピュアになりきる。そういった試みが今必要とされているのではないだろうか。

6．自分のコントロールできることに集中し、コントロールできないことは考えない

私の手帳には左に自分のコントロールできることが列挙してある。同時に、右側には自分にはコントロールできないことも列挙してある。

〔大いに考えたいこと〕
組織論、経営論、歯科知識、英語力ＵＰ、体力増強、自分の気持ち気分、Skill up、未来の希望

〔考えても無駄な事〕
カープの勝敗、政治、株価、景気、世界情勢、他人の気持ち、病状、過去の出来事

自分がコントロール出来ないことを考えるのはやめよう。自分がコントロールできることに意識を集中しよう。

手帳から抜粋である。

前者は自分の努力で何とか変えていけるもの。気を付ければ強化できるものたちである。本を読む、講習会に参加する、関連のＤＶＤを見る等で、少しずつレベルアップが可能だ。或いはちょっとした気持ちの持ちようで乗り越えられることだ。

後者は自分ではどうすることもできない。カープの勝敗を例に挙げるとカープの監督やフロントにいれば話は別だが、一ファンがいくら頑張って応援してもカープが勝つとは限らない。勝敗にこだわらず、一生懸命プレーする姿やその技術に関心を持って観戦するのがほんとのファンというものだ。（もちろん勝てば嬉しいが）

景気や株価にしたって、いくらやきもきしようが、本を読んで研究しようが一国民が影響を与えるには微力というほかない。（１０００億円単位以上の自由に動かせるお金があれば話は別だが……）

我々は考えてもどうしようもないことに時間を費やしすぎていないか？　いくら考えても自分がコントロールできないことはやはり考えすぎない方がいいと私は思うのだが……。

7．多様性から逃げず、チャレンジしよう

冒頭でも触れたが、私はこの度ハワイに技工所を出すことになった。キッカケは一人の男であった。清水君だ。彼は若干25歳。まだまだ若い。しかしながら年上の人間も引っ張ってゆく力がある。技工部では自然に責任者になっていた。その彼が、ハワイの技工所が売りに出ていますという情報を流してくれた。日本でも有名な片岡先生が開いた技工所で由緒正しい伝統がある。

早速、スカイプで今その技工所を切り盛りしている蒲原さんと面談。すぐにハワイに飛ぶこととなった。２０１１年の９月のことである。（もう一年以上も経ったのか……。）訪れてびっくりした。結構広い技工所で海も見える。こんなところで仕事ができるなんてかっこいいじゃないか。売主の蒲原さんもいい人で、話はとんとん拍子で進んでいった。しかし肝心要の資金計画が厳しかった。売り出し価格が＄１２０，０００、当時の

レートで（約1ドル80円）日本円にして1000万円足らず。

最初はそんなに高くない、妥当だ、むしろ安いと感じていた。しかしアベノミクスでドルはどんどん高くなり1200万円を超えていった。〝為替は恐ろしいなー〟その時感じた偽りのない気持である。また利益が出ていないのが決算書からわかり、相談していた当時の弁護士や会計士から〝何の目的で買うのですか〟と揶揄されたりもした。

普通M＆Aの場合、年の利益の5～10倍が買収価格の規準となる。5～10年で元が取れる計算になるからだ。そう考えるとこの物件は価格がつかないことになる。しかし決算書には表れない様々な利点が私の頭に浮かんだ。

- 今現在の売り上げや利益は、売りに出すと決めた時点から下降線を辿っているはずだ（実際そうであった）過去には今の7倍程度の売り上げを記録した年だってあった。やる気にさえなれば過去の栄光を取り戻せるに違いない。
- ハワイ、ひいてはアメリカ合衆国の法や制度、慣習を知るいい機会である。何せ覇権国家である。経営上色々な体験ができるのはプラスではないか。投資しなければこれらのことを肌で感じることはできない。
- ハワイやアメリカ合衆国の歯科情報をいち早く知ることが出来るし歯科以外の情報

だって手にすることが出来るかもしれない。

- ハワイの奥深さを知ってハワイを好きになることができるだろう。

（ハワイの日本での人気ゆえ、天邪鬼の私にはあまり興味を持てないでいた。むしろバリやプーケット、ペナンといったアジアのリゾート地の方に関心があった）

ハワイでの第一関門はビザの事であった。最初は何の事かわからなかったが、いざ自分や家族やスタッフに関わってくると研究せざるを得ない。数あるビザの中で我々が取得できそうなのはE2ビザやLビザであったが今現在E2ビザ取得の方向で動いている。この本が出るころは二人ビザが取れているはずだ。

日本で、しかも千葉県で分院展開をする。訪問診療を拡げていく。それはそれで結構大変で、様々な苦労と挫折と辛辣があったし、今後もあり続けるだろう。しかし、そこで満足したり、そこで止まっていてはならないと感じた。さらに多岐多様な世界へ足を踏み入れなければならない。そう思ってしまったから仕方がない。

ハワイでの体験により、色々なことが少しずつ見えてきた。そうすると千葉でのことが若干小さく見えてきている。いいことだと思う。まずまずの広い視野に立てたのだ。しかし忘れてはならない。売り上げベースでいうとまだハワイは千葉の50分の一にも満たないレベルであることを!! あまりにハワイに傾倒してはいけない。現在の自分の偽らざる気持である。

8. 二兎を追う

よく勤務医のドクターの方や技工士さんから質問される〝quality と quantity どちらを大切にすべきでしょうか〟〝quality を追及すると quantity はこなせないですがそれでよろしいですか?〟〝quantity をこなすためにある程度 quality は落としていいですか?〟と。

私はいつもこう答える。〝両方追及せよ!!〟と。

両立させなければ歯科経営は成り立たない。そうすると皆、それは無理ですという顔をしていることが多い。でもよく考えてほしい。世の中で売れている物やサービスは須らく両立しているのではないか。トヨタの車。i-phone かつてのソニーのウオークマン。ディズニーランド。リッツカールトンホテル etc…

今我々は実は岐路に立たされている。少しばかり quality を追及しすぎた感があるのだ。

若いドクターや歯科衛生士、技工士が多いだけに皆、理想を追う。少しばかり芸術家肌的な人が集まってきている。それはそれで素晴らしい事ではあるが歯に芸術的な事や審美をそこはかとなく追及してくる患者は少ない。（もちろんいることにはいるが）

患者からしてみれば「そんなに時間をかけなくてもいいですよ。お金もそれほどかけれませんから。しっかり機能回復がなされていて耐久性がよければ、その方が大事だと考えています」という人の方が多い。

時間をかけてかなり良い物を作っても、取りこし苦労になった上にそれほど患者にうけないこともあるのだ。日本のガラパゴス携帯と似てやしないだろうか？　少しばかりの方向転換が必要なのかもしれない。

歯に芸術性や審美性をどこまで追及していくか？　患者にどこまで寄り添えるか？　それを患者ごとに微妙に変えていかねばならないような気がする。

昨年、私は8か月間かけて月に一度土日に福岡まで審美歯科の講習を受けに行った。講師の先生は全国で（いや世界で）1、2を争うテクニックと知恵と情報の持ち主でそれはそれは素晴らしい講習であった。その冒頭で「これから勉強することを全ての患者に適用しちゃだめよ。自費診療など単価の高い患者さん用ですよ。保険診療でここまでやったら先生方の医院はつぶれちゃうよ。年に1～3症例、じっくりと進めて先生方のskill upを図って頂戴」という挨拶があった。

私は約四半世紀間の臨床経験でその事が良く理解できるのだが、若い先生方はせっかく習ったテクニックをどんどん利用したい、特に自分で経営してないドクターはその傾向が強い。

本当は伸び伸びと色々な材料を使って自分の納得できるまで時間をかけて診療してほしい。しかし……。

このジレンマと戦うのが仕事だ。我々医療に限らずともあらゆる分野のサービス業、いや製造業にも言えることであろう。特に時間の制約は大きい。答えは出ないが quality も quantity も出来る限り追っていく。決してあきらめないという結論に至るであろう。

9. 自分で自分を制限しない

〝自分はこういう人間だから〟〝自分には向かないから〟〝自分には無理だと思う〟様々な理由で人は自分にリミッターをかける。とてもとても大きな目標やとてつもない仕事量、かなり高質な技術を前に人々はたじろぐことが多い。

ハワイでダイアモンドヘッドによく登る。もう4、5回登ったか。特に日の出をそこで迎えるのは至高だ。初めてそこへ登るとき、ふもとの駐車場で頂上を見て「だいたい30～40分位で登れそうだな」と、周りの人間に同意を求めた。「あんなに遠くに見えているのに無理でしょう。一時間以上かかるんじゃないですか？」ほとんどの人間がこう答えた。「いや、一時間もかからないと思うよ。」と、私は言って一歩を踏み出した。

実際登ってみると40分強で頂上に辿りつけた。みんなは「先生の言うとおりでしたね」と驚いていた。実は私は何回か登山を経験していた。（北アルプスの乗鞍岳、那須高原の茶臼岳、奥羽山脈の八甲田山 etc…）その度どれくらいかかったかをだいたい記憶しておいた。その結果、今回の How long does it take を言い当てたわけだが。皆の反応が少し大変な方へ向いていたのが気になった。

まあ今回はちょっとしたレクレーションであるから大した問題ではないが、これが、こと仕事となると結構気になる。仕事の到達点を過大評価しすぎて自分には荷が重い、自分にはとても無理だと決めつけている人が結構多いのではないか？

何度か言ったが、簡単な仕事は殆どない。大変だから、皆が嫌がるから、面倒くさいから、仕事をして給料がもらえるのである。もし楽しくて誰でも簡単に良い気分になれる事は仕事にはならない。〝ディズニーランドに入って色々な乗り物に乗って楽しんできて〟とか〝デパートで買い物をしまくって来て〟という仕事はまずないのである。当たり前だ

が……。（そんな仕事があれば自分がお金を払ってするはずだ）

であるから仕事の到達点はかなり道のりが険しそうでそこに辿りつく過程を考えると嫌いになるであろう。しかし、到達した時の喜び。そこに辿りつくまでに身に付くであろう技術や気持ちの強さを考えると、やはり挑戦するに越したことはないのだ。

初めから〝無理だ〟〝出来なさそうだ〟〝大変そうで目が眩む〟などと弱腰になった瞬間にその仕事の到達は宙に浮く。自分にリミッターをかけてはならない。〝誰かがかつて成し遂げたはずだ〟〝工夫すればなんとか乗り越えられるはずだ〟〝まずはやってみて考えよう。なんとかなるかもしれない〟と考え、リミッターをはずそう。会社や上司も100％出来っこない仕事を我々に与えるほど意地悪ではないはずだ。自分のリミッターをはずした人間。彼らがこの世で一番おもしろく強く賢い人間だ。世界中のスポーツの記録保持者、カルタ取り日本一、将棋、囲碁世界一、世界的美術家たち、音楽家たち、世界的作家たち、みなリミッターの取れた人たちだ。

コラム8

20回に1回の違い

20回に6回なすことを、20回に7回成し遂げる。たったこれだけのことで、100倍いやそれ以上の差となって、結果が変わってくる。

イチローは、たったそれだけのことを毎年やっているにすぎない。しかし10年以上地道に実績を積み上げてきている。

彼は、人の100倍練習しているか？　それは物理的に不可能である。人の100倍才能があるか？　せいぜい2～5倍であろう。人の100倍稼ぐことに熱心か？　そうとも思えない。いったい彼の成績を支えているのは何であろうか？

1　並外れた集中力

これは想像であるが、彼は、バッターボックスに立った時、想像を絶する様々なことを考えているに違いない。ピッチャーの配球や癖、自分の体調や気持ちの分析はさることながら、気温や湿度や風、砂や芝生の状態、相手の守備体型や守備陣の調子、その他ありとあらゆる情報が彼の頭をかけめぐっているであろう。その情報収集活用能力が彼の並外れた集中力を生み出しているだろう。しかしそれは一朝一夕に身に付いたものでなく、複利の如く膨らんでいった立派な彼の財産である。

＊1・01の365乗は、なんと約38になる。これは一日1％の差が一年後には38倍になることを意味する。さて10年後は？

2　国民栄誉賞を2回も断った謙虚さ・貪欲さ

国民栄誉賞を断ったのは、今のところ彼以外には、同じ野球の盗塁王阪急の福本選手だけらしい。福本選手の拒絶理由は「そんなもん、もろうたら、立ち小便もできへんようになる」だった。彼の理由は〝自分は未熟者でまだまだ発展途上ですから〟ではないだろうか？　少なくとも私には「こんなところで立ち止まれないし、立ち止まる気もない。現状の自分にまだまだ満足していない。もう少し成長したいし先を見続けていたい」と聞こえる。

あれだけの成績を残しながらなんという謙虚さであろうか。貪欲に自分と戦う彼の真骨頂を垣間見た気がした。

ちょっとした差（せいぜい20回に一回の差）では人々は感動しない。その過程で生まれたであろう粘り強さや生き様に思いを馳せ、そのプレーや言動に感銘を受けるのである。人々をどれだけ魅了したかで彼の価値は決まる。【一般の選手の100倍以上その力があるから彼の評価は彼らの100倍以上なのだ。】しかし、それを生んだのは、一日1%でもうまくなりたいという心掛けの積み重ねであることを忘れてはならない。

習慣

習慣とは日常的に繰り返される行いであり、人の成功にも影響する所が大きいためとても大事である。習慣を変えるのは困難だが小さな一歩を継続することで習慣を変えたり新しい習慣を身につけることは可能だ。

1. 自然と触れる

日の出、日の入りの太陽を一番最近見たのはいつ？
月を、満月を、三日月を一番最近見たのはいつ？
森の中に入って小鳥のさえずりを一番最近聞いたのはいつ？
波の音を一番最近聞いたのはいつ？
木の葉のざわめき一番最近聞いたのはいつ？

意外と覚えがないな〜。1、2カ月前かな〜。などと考え込むのではなかろうか？
恐らくこの質問を平安時代以前の人たちにしたらどうだろう。ほぼすべての人が当たり前のように今日、数時間前、昨日と答えるであろう。或いは「何でこんな質問をするのだろう」と相手にされないのが関の山である。

人間の歴史からするとほんのごく最近の変化であろう。（前章でも触れたが都市化が進んで自然との触れ合いが少なくなったのは人類の歴史を一日に例えると23：59、59・7～8くらいか？）

ゆえに、人間が自然の中で自然とずーっと触れあってきたことがＤＮＡにしっかりと刻まれてきているはずである。そのＤＮＡは今すぐに放棄できるわけがない。だから人間は自然を見聞き、味わい感じるとホッとするのであろう。たぶん特別なトラウマがない限り海を見ていて気持ち悪くなったとか、月を眺めていたら吐き気をもよおしたとか、自然に咲いている美しい花を眺めていたら変な暗い気持ちになったという人は殆どいないと思う。

かくいう私も自然派である。よくやるのが日の入り当てゲーム。数人で日の入りを当てあうゲームである。ジャンケンで負けたものから今眺めている太陽が地平線と水平線に完全に姿を消すのは何時何分何秒か言い当てる。ただそれだけのゲームだ。もし紙とペンがあれば一斉にその時刻を書いてもらってもいい。一番遠い人が一番近く言い当てた人に夕ご飯をおごるなどの取り決めをしておくとさらに盛り上がる。私はこのゲームを家族や親せきとの交流旅行、医院での慰安旅行に行った際よく行う。ハワイのノースビーチ、バリのクタやレギャン海岸ではよくやるし、台湾でやったのもいい思い出になっている。

もう一つのちゃんとした習慣をご紹介する。お気に入りの木（できれば大きくて太くてその辺りで一番存在感のある木が望ましい）を探す。その木に両手を添え大きく深呼吸をして目をつむる。そして自分の中のドロドロしたもの（色で言うと灰色や深い茶色など）憎しみ、憎悪、悲しみをイメージする。これが足や頭や胴体から手を伝わりその木に吸い取られていくのをもう一人の自分が高い所から見ているのを想像する。

今度はその木の葉から、美しくてキラキラしたものが（色で言うとオレンジや黄色やピンク）、手を通じて体全体に入ってきて満たされていくのをイメージし、同時に土から根っこへ栄養がいかにもありそうな力強い物が（色で言うと赤や深緑や金色）どんどん吸い上げられ、木を通じてこれまた自分の手から体内に入り込んでいく様子を想像する。

この一連の瞑想が終わると（5～15分位か）とても気分が良くなり、気力がみなぎる。何故だか知らないが騙されたと思って是非やってみてほしい。かなりお勧めである。

その他、朝4時に飛び起きて、東北道をひた走り、日光の中禅寺湖から昇る太陽を見たのも素晴らしかったし、山梨にあるほったらかしの湯という温泉から富士山と日の出のコラボも良かった。青森の日本海側の温泉（不老不死の湯）から眺めた日の入りも忘れ難い。日本各地（特に山の中の空気が澄んだ所）の夜、温泉に浸かりながら見る星空は格別だ。（なんでこんなに星が多いのかとビックリする。）（まだ行ったことがないがアフリカから見る星空もまた素晴らしいらしい。）

その他、虹、オーロラ、蜃気楼、日食月食、流れ星、自然が織りなす絶景は殆ど見てみたいし見れば必ず我々に勇気と力を与えてくれる。そう信じてこれらを見て聞いて感じる機会をなるべく持つようにしたいものだ。

2．書く（Out put の重要性）

講習会などを聞きに行った後、ああ勉強になる。素晴らしかった。とても参考になる。我々もすぐに取り入れようなどと感動する。しかし、一週間もするとすぐにその感動は薄れ殆ど行った前の状態と変わらない、という状況に陥りはしないか。或いは突然良いアイデアが浮かんだとしよう。よーし、アイデアはいつか使えるぞと思っても何かに記していないとすぐに忘れてしまいあの時思いついたのは何だっけ、となってしまうこともしばしばではないだろうか。

書き記す。これは記憶を安定させる上でこの上ない効果がある。そういえば受験勉強などをする際、参考書などに書いてあることを自分なりにノートなどにまとめて覚えたという人が多いのではないだろうか。前章で紹介した私の学習法もまさに〝書き込んで〟いき、元の本と合体させて世界に一つの参考書を作るといったものだった。

書くといっても写すのでは中途半端だ。よく黒板やホワイトボードに書いてあるものを写して満足する人がいるがあまり感心しない。それはどこかの本や参考書、レジュメやプリントに全て書いてあることが多く、あまり意味がない。

私の〝書く〟というのは自分の言葉で自分で考えて書くということである。であるから講習会などに出た際、感動した事や大切だと思ったこと、その日少なくとも次の日までに自分の言葉でまとめる。今後こういうふうにしていこうと自分のスタイルに追加するという作業をしてみると、いつでも読み返せ読み返すたびにその時の感動が蘇る。

最近のケータイやスマホは良くできていてメモやリマインダー、ボイスメモ、カレンダーといった様々な機能がついていて大変整理しやすくなっているようなのでそれを使うというのもいい。しかし私は未だに手帳派だ。いつでも手帳とペン（8色と鉛筆を持ち歩いている

赤…………ＯＰＥ等、外科的重要治療

ピンク………処置等、その他治療
青…………事務的なこと
紫…………Bank Finance 関係
緑…………歯科医師会等、渉外
オレンジ……講習会、ミーティング関係
茶…………オリエンテーション、健康関係
鉛筆………プライベート等

と色分けして、すぐに関連事項が目に飛び込んでくるよう工夫してある。また背表紙や余白には前章でも触れた考えても無駄なことや大いに考えたいこと、次章でも触れる経営的目標数値、今年度の円ドル、円ユーロ相場など為替予想値、日経平均予想値、金、パラジウム、白金相場の予想値、ダウジョーンズ予想値（いずれもその年の一月一日に立てたもの）が記してある。

当たり前だが経営者として今年度の目標が具体的な言葉と数値でぎっしりと埋められているページもある。

月ごとにその数字に達したか否かチェックできるようにしてあるのだ。前述した私の八カ月通った審美修復ハンズオンコースでもまさにこのOut put作業を最重要視している。講習会で学んだことを一定の書式に乗っ取って自分の症例に盛り込み発表させるのだ。パワーポイントやキーノートを使っての発表になるのだが自分の症例だけにオリジナルであってごまかしがきかない。

ケースプレゼンテーションと呼ばれるこの発表会は、ほんとに緊張が強いられかなりの労力を要する。しかし終わった後のかなりの充足感とレベルアップした自分に出会える。自分で考えさせて発表して同僚や先輩方からの意見や助言や叱咤を頂きまた考える。この繰り返しがいかに自分を高めていくかこの講習会のテーマであったような気がする。

今、この講習会でメインの講師の助手的仕事をし、一部の分野で講師を務めている若干33歳の青年がいる。実は彼、駆け出しのドクターであった頃、5年間我が海星会に勤務した経歴の持ち主であるが、面接のときこのケースプレゼンテーションを行った唯一のドクターだ。〝自己顕示欲の強い奴だな〜〟正直そう思ったが、その後メキメキと頭角を表しどんどん難症例をこなして行き、それを全てカメラに収め、プレゼンテーションをしている。彼の良い所は物おじせず、何でも先輩方に助言を求めることだ。そして自分なりにアレンジしてまとめ、再度プレゼンテーションしていく。プレゼンテーションの資料を作るのにかなりの勉強を要するであろうし、その時の知識の蓄積たるや我々の想像を絶するものになっていったはずだ。

事実、彼の症例は素晴らしい。ＳＪＣＤという勉強会で最年少でアワード（賞）を取ったほどだ。歯科界ではそのテクニックと症例の美しさと知恵で有名人になる日も近いであろう。

その彼曰く、〝先生、ケープレしましょう。若いドクターにもどんどんケープレさせましょう。ケープレが一番力が付く。In put だけじゃだめですよ。Out put しなきゃ。ケープレが理想の勉強法です〟と。

恥ずかしがらず、敢えて批判や叱咤を自分なりに吸収するつもりで、どんどん自分の意見や考えを書き出し out put して行こう。必ず何らかの光が差し込んで来るであろう。

3．言霊効果

〝声に出して言い続けると必ずその人の人生はそのようになる。〟様々な自己啓発本、How to 本で見かけるフレーズである。

〝楽しいな～〟〝幸せだな～〟〝豊かだな～〟を口癖にしているとその人の人生はそのようになって行くし、ため息ばかりついて〝つまんないな～〟〝やってなれないな～〟〝めんどくさいな〜〟と言い続けているとその人に人生もそのようになっていくということらしい。

これは当たり前のことで、やはりニコニコして楽しそうなことばかり言い続ける人の周りには人が集まってくるだろうし、彼を助けたいという人も多くなるであろう。彼はますます楽しくなっていく。逆に表情が暗く否定的なことばかり発する人の周りに、人は寄ってこなくなるし、どうしても周りの雰囲気も重たいものになりがちだ。

よく電車で眉間にしわを寄せて一人ぶつぶつ言い続けている人を見かけるが彼の隣の席は空いていることが多い。何だか怪しそうで近寄りたくないというよりは本能的に何となく人はそういう人を避けているのではないかと感じる。

私は25年位前からこういった類の知識を本から仕入れていて実践もしている。（最近少し忘れかけて実践がおろそかになることが多いが……）人間疲れてくるとどうしても言葉まで暗くなったり、ぼそぼそとはっきりしない口調で弱気なことを言っていることが多い。そういう時こそ大きな声で〝まだまだいけるぞー〟〝いやーなんでもやっていこうよ。楽しくなってきたぞー〟と自分を励まし前に進む方が得策だ。

必ず声に出して言うことが肝要だ。ただ心の中で呟いてもあまり効果はない。恥ずかしながら温泉に浸かるなどして余裕のある時に私が20数年来語り続けているアファメーションを紹介したい。最初の頃は手帳に書きだしていていつも見ていたのだが今は覚えてしまったのでその必要もなくなった。

1. 私は健康で輝いている。
2. 無限の富が人生に流れ込んでいる。
3. 私は何でもやり遂げる体力と情熱を持ち合わせている。
4. 私は集中力の塊だ。全てを順調に進める力が備わっている。
5. 私は好奇心の塊だ。何でも見てやろう、聞いてやろう、知ってやろう。
6. 私は魅力的な人や物を引き寄せる力を持っている。
7. 今日はついている。明日もついている。私は運の強い男である。
8. まず慣れてしまおう。慣れれば楽に事が運ぶ。
9. すぐに実行に移そう。実行した事は必ず自分の血となり肉骨となる。
10. 私は●●●●に向け着実にStep upしている。

なお、10はその状況に応じて●●●●が変化していった。最初は歯科医院開業であったが、分院展開となり3つ目の医院設立になり、4、5つ目の医院設立になり、つい最近まで歯科医院管理会社設立であった。今そこには、海外進出という言葉が入り込んでいる。それが全てかなったのは、この言霊効果が大きいのかもしれない。

もう一つこのラインアップに6、7年前からこういったフレーズも付け加えた。（真に恥ずかしく顔から火が出そうだが、敢えて紹介する。）

「私は何の疑いもなく豊かである。富は無限。私は稼ぎ蓄え投資し大きく増やし分かち合う。私の富はすべての人々を豊かにする。私は富を愛し、富は私を愛する。」

これらのフレーズは当時読んでいた書物の影響を多分に受けたが今では自分のものになっている気がする。

4. 90分単位

何てことはないのだが、全てのことを90分単位でするようになってしまった。サッカーの試合は前半45分～後半45分の90分。大学の講義は90分単位（小中高はその半分の45分）睡眠は1クール90分。

どうも人間の集中力は90分が限度らしい。ということは逆に言うと90分集中出来るということか。

だから会議にしてもOPEにしても、90分で終わるよう設定すると良いような気がする。私の習慣その4でした。

5. 早朝活用

突然だが早朝の4時5時にメールが届いたり電話が掛かって来ることがあるか？　お酒を飲みに行こうとかゴルフをやろうとか誘いがかかることがあるか？　子供やカミさんから面倒な頼まれごとをすることがあるか？

否である。早朝はゴールデンタイム。誰にも邪魔されず仕事や読書、趣味に打ち込める正に自分だけのプライベートタイムでもある。こんな早朝を活用しない手はない。ほとんどの人がなんとなく知ってはいるのだが実行している人は限られる。

夜に行動する方が楽しいからであろう。或いは時間がたくさんあるように見えて気分的に楽なのかもしれない。朝はレジャーにもお得である。よく一人で温泉旅行に出かけた際なるべく多くの温泉地を巡りたいために車中泊が多いのだが、早朝にたまたま観光地を通りかかり車を停めることがある。

そこの駐車料金であるが9時 or 10時以降は幾ばくか掛かるらしいのだが、早朝は誰もおらず無料で止められる。尚且つ入園料などもかからず、ただ通過するだけならただで入れることも多い。近道になったり、中はこんなになってたんだと、ちょっとした観光気分を味わえたりする。もちろん散歩などをするのだが誰にも邪魔されず好きなところを見て回れたりもする。（但しどこも開いておらず買い物などは一切できないが……）

渋谷や新宿、銀座という繁華街を散歩するにも早朝がお勧めだ。道も空いているし、路地にも入りやすく、新たな発見がある。普段なら人ごみを縫って移動をしなければならない所もスイスイと移動ができる。もちろん買い物やグルメは楽しめないが……。

秋や冬には日の出とも巡り合えてちょっぴりお得な気分が味わえる。夜にダラダラと行動する傾向がみられる人、或いはなんとなく夜更かしをしている自分に気が付いたらなるべく今やっていることを打ち切って新鮮な朝に期待した方が良い。時間に制限のある朝の方が集中力も高まるというものだ。

6．気持ち良くなること（気分の良くなることをする）

良い夢を見ていた。舞台はディズニーランド。海星会グループが新しい乗り物のスポンサーに抜擢され、その除幕式。テープを切る私の手が誇りと期待にみなぎり、力が入る。

その刹那、人間大の蚊の大群が一斉に押し寄せ会場は大混乱〝なーんだ、新しい乗り物ってこの蚊のことか。グロテスクで気持ち悪いな〟と嘲笑の声、罵声の声、その時ふと目が覚めた。

蚊に刺され左足を掻き毟っていた私がそこにいた。かなり痒かったとみえ、左足の股の辺りが真っ赤になっている。ここまで感覚が脳を支配するのか。しばらくビックリ仰天。蚊にさえ刺されていなければ、まだまだ心地よい夢を見続けていたに違いない。ほんとに残念だった。

逆に言うと感覚が心地よければ脳にも影響を与え、いい結果に結びつくに違いない。心地よい風を感じ、美味しい適度な食事をしてサラサラとした肌触りの良い服を着て、源泉かけ流しの混じりけのない気持ちの良い温泉に入って……。

あらゆる感覚を最高の状態に持ってこれれば脳も心地よさを感じ完全にリラックスして素晴らしいアイデアや高揚する意欲が生まれるというものだ。よく新しいアイデアはゆったりと散歩している時とか、楽しくおしゃべりをしている時とか何気なくお湯につかっている時に生まれることが多いような気がする。なるべく心地よい感覚でいれるよう努力しよう。そう思う今日この頃である。

7. 歩く

渋谷から新橋まで。新宿から池袋まで。銀座から御茶ノ水まで。梅田から難波まで。広島駅から原爆ドームまで。博多駅から天神まで。京都駅から四条烏丸まで・札幌駅からすすきのまで。（ちょっと長いか……）

私の好きな散歩コースである。まあ3～4km、一時間はかからない。40分から50分といったところか。ゆっくりと色々なところを見ながら歩くともう少しかかるが……。電車や車だとあっという間に着く場合もあるし、渋滞にはまれば一時間以上かかる場合もある。特に私は渋滞が大嫌いだ。あんなに不経済なことはない。時間は取られる。ガソリンは食う。イライラして精神的にも良くない。だったら歩いたほうが楽しいし、気分的に心地よい。電車だと変化がないし、混み合った車内だと少しばかり嫌気がさす。電車の到着を待つ時間が惜しい。

しかし、最近市街地を歩くのに、少しばかり苦痛を感じるようになった。土の上を歩く心地よさを覚えたからだ。土の上を歩くとほんとに気持ちが良い。いくら歩いても疲れない。市街地のアスファルトと全く疲れ方が違う。よくプロ野球の選手などが選手寿命を延ばしたいと土の球場をホームに持つ球団に移ったなどのニュースを耳にしたことがあったがわかるような気がする。人工芝の球場だと足腰を痛める頻度が多いというのだ。それを感じるようになって、最近は土の上しか歩くことの意義を見出せなくなった。いつも土の上を歩いていた昔の人々が羨ましい。

8．最高の物を見る、聞く、感じる

世の中には世界的に最高の物と認められた物たちが数多く存在する。

バイオリンならストラディバリウス、ガルデリデルジェス
ピアノならスタインウェイ、ベヒシュタイン
オペラ劇場ならミラノスカラ座、パリオペラ座
時計ならフランク・ミュラー、ルイ・モネ、ロレックス
車ならフェラーリやポルシェ
シャンパンならドンペリ

といった具合か。

今私は鹿児島の霧島連山の麓にある妙見温泉の石原荘という旅館でこの原稿を書いている。高級旅館ではあるが料金的には関東の有名旅館とは比較にならない位安い。しかし、その設備、温泉の質、料理どれをとっても全く引けを取らない。それに比べると、関東の某有名旅館の料金が逆に少し高く感じるほどだ。

今回この旅館以外でも佐賀県の風の森という素晴らしい温泉旅館にも泊まった。〝一見は百聞にしかず〟是非こういった良い旅館、素晴らしい旅館に泊まってみてほしい。何かを感じるに違いない。貧乏性の私は最近まであまり高級なもの、サービスに関心が乏しかった。安いに越したことはない。そう思って生活していたし、それで不便を感じなかった。しかしながら海外に行くようになって少し考え方が変わった。海外では安い物と高級品の差がものすごくある。仕事もサービスも何もかも階級的な差がある国が多い。

良い悪いは別にして結構はっきりしている。普通の電車にも1等、2等、3等とあったりするし、トイレだってお金を払わないと使えない。ある意味差別だ。ホテルも等級がはっきりしていて、星なしから五つ星まで階級わけされていて一泊の料金も雲泥の差だ。安い所はそれなりで、安くていいサービスなんていうのはあり得ないし、高くて劣悪なサービスというのもあまりない。(最も日本が割かし安くてもいいサービスの所が多いので、日本で慣れてしまうと海外ではとんだ目に合うことになる。)

学会でロサンジェルスの The Ritz-Carlton Laguna Niguel という最高級のホテルに泊まり、そこを会場として学会が行われた。さすがにアメリカ合衆国のエグゼクティブたちの集まりは違うなと感心したのを覚えている。見るもの聞くもの触るものが全て心地よく良く配慮されていた。一流とはこういうことをいうのだなと良い刺激になった。もし、自分の懐をそれほど圧迫しないのであれば、なるべく良い物、高級な物に接しておいた方がお得だ。その後の発想や品位に影響を及ぼす。

9. 自由を大切にする

私は一人旅が大好きだ。その行程から乗り物の選択、食事の有無、全て好きなように出来るからだ。複数になるとそうはいかない。ほんとは食べたくないのに付き合って食べなくてはならないし、行きたくない場所にも行かねばならないこともあろう。せっかくレジャーで来ているのにストレスが溜まる。自然の素晴らしさや食べ物の美味しさを共有出来るという楽しさもあるので複数での旅を全否定はしない。時と場合による。しかし年に4、5回は一人で旅がしてみたい。

自由であることには責任も伴う。自分が選択したのだから言い訳ができない。全て自己責任。それが自分を鍛える。自分で様々な事を考えて、手配し行動する。人任せには出来ない。仕事でも右も左も分からないうちは、指導者なり先輩が伝授し助言することも必要であろうが、ある程度こなせるようになると課題だけ与えて自分で考えさせ、あとは自由にさせた方が良い。

やり方など千差万別、正解はない。求めるのは結果であって過程ではないはずだ。(仕事の場合)自分の頭で自由に発想し、マニュアルを超えた何かをつかみそれを反復する。そういった心構えで仕事をしたいものだ。

10. 内なる自分の声を聞く

大きな失敗をした時、よく思い当たる節がある。内なる声が〝やめておけ〟とか〝やってみた方が良いぞ〟と囁いていたことを……。

嘘をごまかすために嘘の上塗りをしてしまう。でも内なる声は〝やばいぞ!! これ以上ごまかせないぞ〟と悲鳴を上げているはずだ。

電車でご老人が座っている自分の前に立つ。内なる声が〝譲るべきだぞ〟とサインを示す。すぐこのサインに従わないと2、3分経った後、譲りにくくなってしまう。意外と内なる自分は素直だ。しかし、すぐにその声を聞かない。反映しない自分もいる。損得や欲望、見栄、虚栄心が邪魔をするのだろう。

結果はどうだろう。内なる自分に従っておいた方が良かったと思える事の方が圧倒的に多いのではないだろうか。少なくとも私はそうだ。

11. 自分に嘘はつかないというかつけない

人をごまかしたり、騙したりすることはできる。しかし、自分をごまかすことは少しの期間はできるであろうがずっとは出来ない。

ほんとはすき焼きのお肉が大好きなのに「私は白菜とねぎと豆腐があれば他は何もいらないので」と言いながら肉をよけて食べ続けられるであろうか。

ほんとはお金が欲しいのに「私は正義と秩序と博愛を大切にします。お金は二の次です」と言いながらずっとボランティアに近い仕事をし続けられるであろうか。

私は見え透いた嘘を平気でつく人に「人は嘘でごまかせるかもしれないが自分には絶対に嘘はつけないぞ」と一蹴する。自分には嘘はつけないのだから自分には正直になった方が良い。あまりそれが続くとうつ病になってしまうだろう。

12. 純なものを愛する

今、本院の改装工事中である。本当は天然木や天然大理石等、使用したいのだが予算、メンテナンスの関係で使えない。歯がゆい。この執筆活動でよく温泉旅館を利用するのだが良い旅館ほど本物志向だ。良い香りのする檜、ヒバ、チーク材やマホガニーなどの床材、漆喰や珪藻土などの壁材に何度出くわしたか。

その度に得もいえぬ心地よさが全身を支配する。(医院と旅館では目的が違うので一概に比較はできないが) 私の大好きな温泉も本物の源泉かけ流しは明らかにその辺の循環している塩素をいれたお湯とは違う。匂い、味、滑らかさ、肌に当たる感じ、どれをとってもだ。決して変なカルキ臭はしない。

壁や床が科学的な塩ビ (大抵そうだが) だと何か匂いが違うし、気持ちが少しダウンしてしまう。台湾や韓国に旅行に行くとお決まりのように〝本物より本物の偽物あるよ!〟と声をかけて営業されるが、決して近づかないようにしている (当たり前か)

昨今食品誤表示の問題が日本のマスコミを賑わしている。今だから言うわけではないが、昔からホテルで食べるフランス料理などはあまり美味しくないなと思っていた。たまに〝う~ん〟と唸る料理はあるが総じて低調だった。(田舎の地産地消の旅館の料理と比べて……）

な〜んだそうだったのかと今になってわかった。世界中のブランド化した高級食材を、そんなにたやすく集められるわけがない。地産地消が一番だ。

まがい物にはそれなりの価値しかない。本物には気品がある。この違いがわかる男（人間）になりたいものだ。

13．目に見えるもの、分かりやすい物で説明する、考える、訴える。

歯科治療は目に見えないところ（根管や歯周組織）の処置が多い。それだけに患者さんへの説明には苦労する。あらゆるアニメ、挿絵、絵本を使って、分かりやすく説明するよう努力しているが、それでも怪訝な顔をして聞いている人が多い。目に見えない所で自分の日常に関与しない物は実際解りずらいのであろう。

見えにくい物、具体性を欠くものをいかに解りやすいツールを使って具現化するか、いつも私の考えているテーマである。物の存在をしっかり見極めその物を認識しないと話が進まないと考えるのである。

話は飛躍するが、唯物論と唯心論（観念論）との対比をここで述べておきたい。

――唯心論（観念論）と唯物論

唯心論（観念論）とは世界観の上での一つの立場で、世界の本源を精神的な存在の中に求める傾向、人間の精神とは独立に自存する物質の存在を否定し、物質は本源的な精神者からの産物、もしくは精神者の一表現形式であると考える。例えば神が世界を創造したと教えるキリスト教、世界は絶対精神の自己展開だと主張したヘーゲルなどその典型的なものだ。こうして本源的存在者を理性とするか、意志とするか、それとも精神或いは神とするかによってそれぞれの色合いを生じるが、精神とする代表にはヘーゲル、意志とする代表にはショーペンハウエル、神とする代表にはキリスト教的世界観、特にアブグスチヌス、ルターなどがある。この他、プラトン、ライブニッツ、フィヒテ、ベルグソンなども唯心論者（観念論者）として著名だ。唯物論は唯心論と対照的な世界観、つまり世界の本源を精神ではなく物質にあるとみて、精神的な存在、唯心論（観念論）のいう世界の本源は、人間の構造物にすぎないと強調し、人間の理性、意志、感情なども、高等な物質、頭脳の機能にすぎず、人間の意識の外に独立自存する物質こそ、本源的な存在であると主張する。唯物論は、人間の常識の結晶であるために、ギリシャ時代の自然哲学は、ほとんど唯物論的であった。現代の自然科学はこの伝統の上に立っている。デモクリトスの原子論とその現代版としての原子物理学との関係を見れば、このことは明白であった。中世はキリスト教の唯心論が全盛で、唯物論は不振だったが、ルネサンス以後、合理的自然主義的精神の復活につれて再び優勢となった。近代自然科学の勝利は、一面において、唯物論の勝利であり、特に医学、工学、物理学などにおける画期的な技術成果は、大量に唯物論的世界観へと移行させたのであろう。

※ネット上の philosophy より抜粋

どちらの考えが今の時代受け入れられるであろうか？　私はどちらかというと唯物論者で、やはり、いくら〝水が欲しい〟と〝思って〟も水は突然現れないのではないかという立場をとる。この本の主題から外れるのでここでは多くを割かないが。極端な観念論者が極端な宗教を布教しているような気がするのだが、そう感じるのは私だけであろうか。

もちろん唯物論一辺倒ではこの世は渡って行けないだろうが、唯物論を全く無視した観念論者には違和感を抱かざるを得ない。物質がしっかりと存在して、その物が何らかの進化を遂げ、思考を得るようになったと考えてはどうだろう。「我思うゆえに我あり。」もいいが「我ありゆえに我思う。」という考えも必要か？　と。少しばかり観念論が勢いを増しそうな昨今の情況を危惧する、今日この頃である。

14．締め付ける物（ゴム等）をなるべく着ない、はかない

パンツをはかないで寝る。もう3年以上続いている私の習慣だ。風呂上りからパンツをはきたくないので、ワンピースのパジャマやバスローブを羽織る。大変気持ちよく睡眠がとれ寝覚めもいいような気がする。

困るのは海外のホテルなどで2、3人の相部屋の時だ。最初の内は我慢してパンツをはいて、その上からスウェットパンツ等をはいて二重にゴムで締め付けて寝ていたがどうも次の日の調子が悪い。最近では相棒（海星会のドクターの事が多い）に断って、ワンピースパジャマ持参か、暑いところの場合荷物にもなるのでロングTシャツのみで寝させてもらっている。やはり寝覚めもよく朝の活力が違う。

この習慣に気を良くして最近締め付けるゴムというゴムを排除していく方向にある。靴下、ゴムのマスク等など。（夏場、靴下をはいていないとOJTの能勢講師のチェックが入る……。致し方ないか、ということで診療中の靴下ははくことにしたが……。）

最近ファッションからか流行からかブラジャーを付ける男性がいるというが私には全く理解できない。だいたい脱いだ後しばらく身体に線やゴムの跡が残るものが身体に良いわけがない!!

これは医学的にも証明されつつあることである。今この原稿をとある温泉宿で書いているのだが浴衣の下はもちろんノーパンである。そのまま夕食に出かけるつもりだ。浴衣の丈は足首まであるので、何ら問題ないであろう。

コラム 9

就労の考え方について

我が海星会も、従業員数百人規模となり、数人の天才にたよらず、どんな人間が入ってきても一定のレベルまで引き上げていくシステム、アファメーション、院訓、方針を含めた思想が必要となる。

ホンダが、本田宗一郎というひとりの自動車バカ（天才）から創業して、彼が没した今日でも世界の冠たる企業であり続けるのは、まさに彼の車に対する情熱や理念が代々受け継がれてきたからに他ならない。

我々もそれを習い、我々の理念や院訓、十カ条をエンジンとして新人やレベルに達していない人間を一流（一流半か二流でもＯＫ）に育てようではないか！ そして団結力と組織力で一人や二人の天才で経営している他院と伍していこう!! よってこれからはただ治療のうまい人間、ただ技術のある人間だけが重要視されるわけではなく（もちろん今まで通りそういう人間は必要であるが……）、我々の理念や院訓をよく理解し後身を育てるのがうまい、そして協調性があって海星会が伸びていくのを喜べる人間をもっと引き上げていく予定だ。

ただ、自分だけ良ければよい。自分は天才なのでだれも教える必要がないと思う人間は今後、考え方を変えてください。

海星会は変わろうとしています。

よくそのことを理解しましょう。

5章

経営方針

経営方針

経営には夢と希望が必要だ。しかし、それだけでうまくいくほど現実は甘くない。綿密な経営戦略と経営分析も同様に必要だと思う。

歯科経営は日本の保険制度にある程度守られていて、何となく治療を頑張って1人、15～20人位患者さんを診ていて一日一万点位上がっていれば（一点10円なので10万円ということになる）なんとなく経営できる、というか出来ていた。しかし、場所によっては成り立たない所もできている。歯科もしっかりした戦略が必要な時代になりつつある。

日本の企業で黒字の会社は如何ほどあるか？　30％位だそうだ。（30％の企業しか税金を払わないのだから、日本の財政が行き詰まり景気が悪いのは当たり前か……。逆に企業が元気になり、税金をたくさん払う者が増えてくれば必然的に景気が良くなると思うのだが、民主党のやってきたことは、企業にお金儲けをさせなくすることばかり……。政府が自民党になり多少良くはなったが……。）

ただ何も考えないでお金を預けている人（銀行預金の金利）より、利回りが少ない中小企業の経営者が結構多いそうだ。片や何も考えず預けているだけ。片や毎日必死に働いているのに、である。なぜそんなことになるのか？

それは企業家や個人経営者がビジネスのルールを知らなさすぎるから、だと思う。日本には考えられないほど不合理な税制、社会保険制度が存在する。前章でも書いたが、あまりに不合理ゆえ、近い将来、抜本的な改正 or 廃止が必然ではあろうが、今はそれが出来ず存在しているのでそれに従わざるを得ない。

これらに対する我々経営者の対策は、粘りに粘って何とか利益を確保し、内部留保を少しずつ蓄積するか、仕組みがもう少しわかりやすく経営者のことも考えてくれる法律や制度のある国へ新天地を求めるかのいずれかであろうと思う。

昨今の円高の影響もあり（２０１２年には1＄80円を割ることもあった）、後者の動きが加速しそうであったが1＄１００円前後に落ち着き、今はそれ程表面化していない。

しかし、日本の政府が経営者や企業家にソッポを向く限り、水面下でじわりじわりと国外への富や人材の流出が相次ぎ、ある時を境に堰を切ったようにその流れは雪崩となるような気がする。そうならないよう、日本の政府には頑張って頂きたいが……。

政治的な話はこの本の主題ではないのでこの辺で割愛させて頂き、ではどうやって少しでも利益を確保していくかに話を戻そうかと思う。ビジネスのルール。一言で言うと簡単だがかなり奥が深い。私の経営経理のバイブルとなる岡本吏郎氏の諸出版物によると（多少私の考えも入ってますが……。）

①日本の税制、社会保険制度（彼はかっぱらいの制度と言ってます）をある程度、熟知する

②それを元に作られる決算書を鵜呑みにせず自分の頭で考える（利益は税金をかけるための数字だったことが決算書を研究すれば明らかになります）

③借りたお金の利率より今後のビジネスの利回りが90％以上の確率で高いと思われる場合のみ借り入れをする。リスクの少ない（できればリスクのない）借り入れを目指す。

④価格の意味を考えそれを元に収入を考え計算する。

⑤その上で、固定費を中心に支出を考えコントロールする（人件費、利息、リース料、家賃（テナント料）税金、保険料、etc…）

⑥リスクを徹底的に排除し、損切のタイミングが分からないビジネスには手を出さない

まとめるとそんな感じである。

まあ、少し退屈になりそうなので私なりの言葉で書こう。毎日毎日、毎週毎週、毎月毎月、毎年毎年（13年になる）数字を追っていくことである。数字は絶対に嘘をつかない。

（決算書にのった数字ではない）

毎日の売り上げ、かかった経費、取られる税金、消費税、通帳に記載された幾ばくかの数字の羅列、自費売り上げの有無、etc…

それをやっていると腹筋や腕立て伏せをやるようなもので、自然と筋力がつく。彼（岡本氏）も続編で書いているが、経営はまさにこのような物らしい。毎日の積み重ねで自然と筋力がつくように鍛えられるようだ。経営センスが身に付くのに決して魔法のような手法はなかなかないようだ。私も同感で今までのこの感覚を大切にしたい。

具体的にいうと収入実績推移表というのが毎日、パソコンのソフトに計上されていく。それを逐次チェックするのだ。年末には来年度一年間の各医院の売り上げ、利益の目標を月ごとに掲げ、その目標値を手帳に記載する。その目標値とのずれを毎月必ずチェックするという手法が主である。この作業、いつもパソコンの前で〝ウッー〟と唸りながら行っているので、気が付いているスタッフも結構多いと思う。この目標値、月間のみならず、年間目標値も3年前からつけるようになった。私が引退するであろう70歳まで（2034年まで）。

3年前に4医院であったのが、2年前にもう一医院が加わり、さらにハワイの技工所が昨年加わった。今年からは日本5医院を一つにまとめ、ハワイの技工所、プノンペンの医院と3列にした。かなり欲張った計画となっているが、夢を見ることに際限はない。

同様に個人的資産も詳しく年ごとに目標値を定めてみている。株や債券、投資信託、不動産、銀行預金等など。目標値通りいけば、かなり豊かな老後が送れそうだが、果たして……。


個人的な資産はさておき、仕事の方はなんとか今まで目標値を上回ってきていた。（少し厳しい値にしたにも関わらず）しかし今年、目標値に届かない月が多くなり、今年度は毎年と比較すると少し違和感が出てきている。大きな制度改革を行っている途中なので多少は予想できたが若干、想定外という所まで行っている気がする。その気を大切にして、少し方向転換をする必要があると判断し今後の経営を舵取りをしていきたい。

最後に岡本氏の本から抜粋した4つの経営指標を示してこの章を締めくくりたい。

1　一人あたりの付加価値
付加価値（≒粗利）／人数（パートは0・5）
目標値　1500万円以上（歯科目標値　1000万円以上）

2　労働分配率

人件費（社員給料）／付加価値（≒粗利）
目標値　30％以内（歯科目標値　45％以内）

3　一人あたりの経常利益
経常利益／人数（パートは0・5）
目標値　200万円（歯科目標値　100万円以上）

4　ROA
経常利益／総資産
目標値　20％〜30％（歯科目標値　20％〜30％）

尚、歯科目標値は私が独自で編み出した数値である。
もちろんこの指標は私の手帳の背表紙に記載してあり、逐次、私の目に触れることとなる。ついでに手帳を買ってすぐに立てたあらゆる年度予想値も同様に手帳の背表紙に記載してある。

1＄　70〜92円（現在値、約98円）

日経平均　8000～10500（現在値　14200）
ゴールド　4000円～5000円／グラム（現在値　4200円）
1€　90～110円（現在値　131円）
パラジウム　1000～2000円／グラム（現在値　2400円）
NYダウ　11500～15000（現在値　15600）
WTI原油　$85～$100／バレル（現在地　$106）
＊現在値は2013年11月上旬のもの
どうも今年は想定外の事が起こる年のようだ。
要注意だ!!

今後の展望

人事がとても大切なponitになりつつある。早急に人事部を作って組織改革を行う予定だ。というか行っている最中である。

最初、人事部長を外部から招へいして徹底的に人事を洗おうという企画が持ち上がった。しかし予算の関係で内部の人間にその大役を担ってもらうこととなった。私の意志ではなく総務部、経営企画室を中心に皆で決めたことだ。今後の新部署の活躍に期待大だ。私はこの部を陰でしっかりと支えていく予定である。人事で思い出したのだが、経営を含めて、海星会、デンリッシュ全体を見渡せている人間が今のところ、皆無である。私一人か？　一人で孤軍奮闘するのはそろそろやめにしたい。（実務ではなくあくまで経営に関してである。）で手始めにハワイに赴任する清水技工士（K's Dental Studio代表取締役）に経理の本をプレゼントした。若き私の後任、角氏にも同様にした。そのうち彼らと経営の話をしながら酒を傾け卓を囲む日を目指して。出来ればその和をもう2、3人と広げていけば幸いである。

しかし医療の経営はかなり難しい。

というのは、「きっちりと医療を行うことに集中しなさい。そのために保険制度で適度な利益が出るようにしてある。」という厚生労働省の圧力にも似た声が聞こえてくるからか。或いは医は仁術という言葉が代表するように医療に仁（義？）を求める国民の声がこだまするかのように我々医療人に降り注ぐからか……。

いずれにせよ、一般企業とは一線を画することだけは確実である。しかし、何も考えないで（経理経営的なことに限るが）医療を行っていると、昨今の病院や歯科医院の倒産が物語るように、医療経営の持続が困難であることも事実である。よって我々は医は仁術的な〝医〟の本質を成立させなければならないと同時に医の近代（現代）的経営手法も身に着ける必要があるということだ。

私は13年以上前からその命題に対峙してきているが未だに〝これ〟といった明確な技法を獲得せずにいる。ただ一つだけはっきりと言えることは、今は医療人（ドクター）として話しているのか経営者として話しているのかをはっきりわけてスタッフには接しているということであろうか。

今後はこのなかなか答えの出ない命題に悩み苦しみながら一歩ずつ進歩する自分を信じ、仲間を増やし、解決の糸口を見いだせる日まで粘り抜くしかないと思いを巡らす今日この頃である。

ルック　アセアン

２０１３年度より本格的に世界を視野に入れた経営戦略を目論むデンリッシュであるが、何故ハワイか、何故カンボジアからなのかについて少し触れておきたい。ハワイに関してはたまたま、当時、海星会に務める技工士（清水氏）が話を持ってきたことから始まったことは本文で触れたのでここでは割愛させて頂きたい。

今、アセアンが熱い。中国や韓国との国際関係が冷え込む中、日本は確実にアセアンに目が向いている。

私は、実はもう20年くらい前から海外の歯科事情に興味を持っていて、本文でも触れたが、医院の慰安旅行や、海外での研修旅行、学会の度、チャンスがあればその国の歯科医院を見学させてもらっている。

中国の上海を皮切りに香港、深圳、北京、ハワイ、グアム、サイパン、ロス、デンパサール、シンガポール、クワラルンプール、ジョホールバル、プノンペン、シェムリアップ、バンコク、ホーチミン、ソウル、台北、セブ、プーケット島、ペナン島、覚えているだけでもザッとこんな感じだ。最初は（１９９５年ごろ）中国に興味があった。殆どの日本企業はその頃盛んに中国と合併会社を作り、それを足掛かりに中国進出を画策するというスタイルが一般的だったか。しかし、当時ですらヤオハンの例が示す通り中国での事業は一筋縄では行かなかったことが多かったようだ。

中国の政治体制が中国共産党の一党支配によるという独自性も然ることながら、日本人との感性や思考、習慣の違いがそれを難しくしていると私は感じた。欧米と違い同じ黄色人種だし同胞的に接していいのでは?と思いがちだが、欧米人以上に日本人との違いは大きい気がする。中国料理一つとっても、日本人は取り分けた料理を浅いお皿に一つずつ乗せて2、3種類ずつ食べるのが一般的だが私の知っている限りあちらでは一つの深い皿に料理を取りそれを食べ終わるとまたその深い皿に別の料理を入れて食べるというのが一般的だった。

あちらに行ってみると、それはそれは素晴らしい発展ぶりで、日本とは違うエネルギーを肌で感じることは出来たが一方で、なんとなく違和感を感ずるのも否めなかった。

そうこうしているうちに、中国も当たり前だがどんどん発展していき、当時日本の7分の1以下であったGDPも、今では逆に1・5倍以上になってしまった。当然のことながら人件費も上がり地価やテナント料だって、上海や北京などの大都市では日本のそれより高いくらいになってしまっている。これでは日本にとって魅力はなくなる。逆に新宿や銀座のデパートなどに行くと中国の観光バスが乗り付け、ほぼそのデパート中、中国語が飛び交う時間が2時間くらい続き中国語でのアナウンスや標語も増えているという有様。大変な時代になった。

2000年を過ぎたころから中国に変わってベトナムが投資対象の国として注目を集めるようになったと記憶している。日本の海外進出している歯科医院も、その流れさながら上海の医院をたたんでホーチミンに新しく医院を出したと聞いた。

まだ、資金力のない私は、それを指をくわえて眺めているしかなかったのだが、海外の医院見学だけは地道に続けていた。それにより、海外各国の政治、経済事情ももちろん先ほど触れたソフト面での感性、思考、習慣、風習といったものも、少しずつ私の身体に染みついていった。決して無駄ではなかったのだ。中国と違いアセアン各国は日本に対して親日的だと言われる。（各国で多少の温度差はあるが……）確かにその通りだと思う。

私が日本人であるから、日本の悪口は面と向かって言わないのかもしれないが概ね日本の評価は上々である。尚且つフレンドリーな人が多い。気候のせいもあるのか温かみを感じる。人を騙したり、人からむしりとってやろうと考える人が少なく思える。（まだ知識や知恵が一定レベルに達していない人が多いので素朴に思えるだけかもしれないが……）大都会シンガポールですら、中国よりは我々の考え方ややり方に近い。何か会話していて一緒にいて楽しめる感がある。

カンボジアでのトレンサップ湖の観光での一コマ。我々は観光客用のボートに乗った。一人10ドルぐらいだったと記憶している。

コーヒー牛乳に似た湖水上で生活する人々。そこに生息するワニなどの動物や大ドジョウ、ウナギなどの淡水魚。見どころは満載だが私が一番印象に残ったのは、その船員たちとの生エビパーティだ。平気で観光客に自分たちの食している生エビを勧めてくる。ビールだって、一緒に勧めて！

中々の味ではあったが、湖水のコーヒー色を考えると少々キツイ。それでもその誘惑に勝てず、次から次へとエビを口に入れる私だった。

お互いに片言の英語で交わした何でもない会話が、今、執筆中に蘇るほど楽しいひと時であった。ビールも3缶飲んでしまい、最後にその代金を払おうとすると「ノーサンキュー」ときた。そのこともこの出来事に一興を与えた。

そんなこんなで各国を旅する私は各国の人々との触れ合いも少しずつ重ねてきている。プノンペンの素晴らしいテナントを太田氏が見つけてきた時も二つ返事ですぐに視察をOKし、今回の契約までこぎ着ける決意が出来たのもこの経験がものを言っている。

ベトナムでは今やライセンス（歯科医院の）が取りにくい。シンガポールでは入れる（歯科医院の）人数が決っている等の制約があり、気に入ってもなかなか医院設立に辿りつけないといった法的な問題もあるが、一番大事にしたいのはこの国でやってみたいなと思う直観めいたものだと思う。

海星会の人員も増え、売り上げも上がるにつれ、広域医療法人にならないかという誘いも盛んに受ける。広域医療法人になれば千葉県だけではなく、東京都や、他県にも医院を設立できるようになるからだ。しかし、私はその誘いを断り続けている。アセアンに目がいってしまったからである。アセアンを日本に例えて戦略を立てると楽しいのだ。アセアンの東京はシンガポールかバンコクか、大阪はバンコクかホーチミンか、名古屋はクアラルンプールかマニラか、博多はジャカルタかマニラか、札幌はハノイか、広島は、ヤンゴンかプノンペンか、そう考えると日本で展開するよりアセアンで展開していく方が夢があるのでは？国もたくさんあるし。

まだＧＤＰでは日本のそれに逆立ちしてもかなわないが、人口では6～7倍である。かつての中国がそうであったように、アセアンも日本を抜く日が確実にやって来るであろう。私が生きているうちに。

それを楽しみに明日からプノンペンでの開業の準備に行って参ります。

なんだかまとまりのない最終章になりそうだが、援軍がＴＶから舞い降りてきた。今、東北のとある温泉宿でこの原稿を書いているのであるが、ＴＶでかなり面白い番組をやっていた。若い人たち（主に中高生）に向けて〝お金儲けの授業〟と題してお金儲けに関する考え方を30～50代で成功を収めた企業人がわかりやすく説明するという番組だった。

日本の教育は〝お金儲け〟を悪いこと、人目を避けてすべきものという考えのもとに成り立たせているような気がする。社会主義国や共産主義国ならいざ知らず日本はれっきとした資本主義、民主主義国である。然るに少なくとも教育現場で資本主義の本質、株式会社の仕組み、債券や、ファンド、デリバティブの意味、金利（特に複利の怖さ）位は教えてもいいと考える。いや、教えるべきだと。そうすればもう少しお金に対して、リテラシーが身に付きお金を肯定的に捉える若者が増えてくるに違いない。少なくともサラ金などによって身を滅ぼしかける若者が減って、海外の投資家や銀行、証券マンとも少し話ができるようになるだろう。

お金は決して卑しい物でもないし、人に悪影響を与えるものでもない。あくまでも中立なものだ。お金を使う人が卑しいと、その使い方が卑しく見えお金を使う人が素晴らしいとその使い方が素晴らしく見えるだけのことだ。

むしろお金は有効なものであり、人類にとって欠かせない便利なツールとなっている。お金儲けだってお金の性質をきちっと理解した人がするのであれば歓迎すべきであり、決して非難すべきではない。

お金儲けのみを目的とする人がいるからその人が目立って非難の対象になるのであろうが、それ以上にお金に関してしっかりとした考えを持っている人（お金を手段と考えている人）が多いから世の中は少しずつ進歩していると考えられなくないか？　是非お金をお金儲けを肯定的に考える習慣を身に付けよう。

お金は、資本は、新しい投資を生み、雇用を生み、知恵や技術を生み、利潤となって残り、一部税金となり国や地方公共団体に落ち、福祉、公共事業、年金、保険、公的扶助に利用される。後に残った利潤は再投資される。素晴らしいではないか。この流れを知れば決して資本主義を批判する気にはならないであろう。問題はこの流れの中で、この流れを止めるような不正を働いたり、一部の人間のみが有利になるようなしくみを作り上げる人間がいることである。お金が悪いわけではない。

私は海外に進出するに当たり、海外のお金や資本に関する考え方にも出くわすことが多いのだが、日本ほどお金持ちに対する偏見はひどくない。

お金持ちは自ら進んで社会と関わり、寄付などを通じて社会貢献も果たす。（寄付は一つのステータスとなっているし、彼らの寄付があるため若干財政に余裕が出てくるという作用もある）日本のお金持ちがひっそりと目立たないよう暮らし、寄付などすれば〝売名行為〟だとか〝罪滅ぼし〟だとか言われて非難されるのとは対照的だ。こういった社会的風習を日本は変えていかねばならない。そのために教育の果たす役割は本当に大きい。

さて、最後に私の価値観というか優先順位というか究極の考え方というかそれを示してこの本を締めくくりとしたい。

何を1番に考えるか、何に価値をおくか？　ここがしっかりしていればぶれないで人生が送れると確信する。ほんとに大切な肝の所である。

私は1番大事にしたいのは健康だと考える。健康が基礎となり人間のあらゆる活動が生まれる。病気であると、常に病気のことを考えてしまい、病気を治すことに意識が集中する。重い病気になればなるほど死の恐怖と向き合わなければならない。ゆえに他のことに集中できない。心身ともに健康であること。いかなる時も優先したい事項である。

2番目に大事にしたいのは時間である。極端な話、一番目の健康と時間さえあれば他は何もいらなくないか？　ハワイにも泳いでいけるし、仕事などマイペースでして自由に遊べる。あり得ないが健康な状態で時間が永遠にあれば（つまり死を迎えないと仮定すれば）お金も技術も知識も愛さえも意味がなくなるのかもしれない。

健康が時間が永遠を約束できないから、他の物（お金、知識、技術、愛、家族、ダイアモンド、土地、家、等）に価値を見いだせると私は考える。逆に言うとお金や技術や知識は価値ある時間や健康を得るための手段とも言えなくない。

要するに、人々は、価値ある時間を生み出すために知恵を絞り、お金を使い、効率化を図っているのではないか？

移動には最も早い物（飛行機や新幹線）がファーストチョイスになるし、仕事だって納期の早い方（者）に集中する。洗濯機や掃除機だって当初開発の発想や目的は家事の時間節約だったはずだ。そのくらい時間をいかに生み出すかは重要だ。

３番目に大切なのは熱中できる何かである。いくら健康で時間があっても、やっていて楽しく感じる熱中できる何かがなければ、むなしくなるだけである。せっかく用意された五体満足な肉体と、有意義な時間を飼い殺しにしていると言えなくもない。熱中できる何かが仕事であれば間違いなくさらに幸せになれるに違いない。出来れば楽しい仕事に集中したいものだ。

この３つが揃えば、間違いなく幸せな人生が送れると確信する。健康で自由な時間がたくさんあり熱中できる何かがある。素晴らしいではないか！　私はこの考えをしっかりと胸に刻み間違えないよう残りの人生は送って行こうと思う。限られているけど充実させることは可能である。もう後悔はしたくない。

コラム10

残業について

①能力の高い人……ピンチのときに残業して医院のため実力を発揮してほしい。
残業を厭わないよう。

②そのほかの人……なるべく残業しない方向で。
しかし、余暇を使って勉強し①になっていくよう努力すべし。

法人サイドからみると、いざというときには、①に物を頼めば、より短い時間でより効率的に仕事が進み、とても喜ばしい結果となる。したがって、色々な役職を設けて①のひとに就任してもらい、より確実な法人経営をめざす所存である。ゆえに、①のひとの待遇や賞与がいいのは、言わずもがなである。

忠誠心、礼儀、礼節（以下*と表す）について

いくら能力があっても、*がないと、それは、法人にとって悲しい結果となる。

＊がない人にとってその能力は、両刃の剣となるからである。能力は、マイナスにはならないが、＊はマイナスに作用することがあるのでより注意が必要である。よって、能力と＊とで両面からの評価が必要だ。（能力（1～100）×＊（マイナス20～プラス20）が適当か？）

能力が高くても、＊がない人が役職者に不適格なのは、周知の事実である。企業や会社を、誹謗・中傷するのは、＊のない社員である。企業や会社を、乗っ取ろうと企んだり、他の会社に情報を流すのは、＊のない社員である。辞めようか、続けて頑張っていこうか悩んでいる人間の肩をそっと叩き、やめさせるよう仕向けるのは、＊のない社員である。企業や会社のお金に手をつけたり、勝手に高いものを買ったりするのは、＊のない社員である。用もないのに休んだり、勝手にさぼったりするのは、＊のない社員である。企業や会社の備品を盗んだり借りて返さなかったりするのは、＊のない社員である。

こんな社員になるのは、絶対にやめよう!!

コラム11

1年で10年分生きる

1　人

なるべくたくさんの人と会い、その人のいい考え方、習慣を参考にする。ビル・ゲイツや孫正義、かつてのスティーブン・ジョブスや松下幸之助は、人の10倍いや100倍ぐらい新しい人と会っていたでしょう。

2　時間

効率の良い仕事……早朝を利用

人とチームワークで……自分一人で全部しようとせず、分担して或いは人に任せる。

3　空間

10回以上海外へ……講習会で、学会で、仲間と、家族で、1人で

20回以上地方へ……同上、

4　お金

1～3を人の10倍分持てる人は、自然とお金も人の10倍分使えるようになり、回転させせることができるようになる。(貯めることはできないかもしれないが……)逆にお金があれば1～3を効率よく買うことも可能である。

さあ我々も10倍以上の人と会って、10倍以上いろんなところに行って、10倍以上仕事を楽しんで、10倍以上お金を使おう。今60歳の人でもこんな生き方ができれば、あと200年生きるに等しいと私は考える。30歳で意欲がなくただ漠然と過ごしている人が平均的にあと50年生きるとして……

――追記

最近70歳以上の加藤茶や50歳以上のラサール石井が30も40も年の差のある女性と結婚したことが話題ですが、その女性いや我々にも、彼らは、あと100～200年生きるに等しいバイタリティーがあると映っているのかもしれません。

6章

エピローグ

この本を書き終えて、ホッとしている矢先、悲しい知らせが入った。この本にも登場した、ウーリック先生が亡くなられたのだ。
11月6日の事だった。告別式には参列出来なかったが、この場を借りて、ご冥福をお祈りしたい。「長い間、お疲れ様でした。そしてありがとうございました。」と。

彼を初めとして私の人生に少なからず影響を及ぼして頂いた方は数限りない。介護施設、グループホームのホーム長O先生。介護保険の件で大変お世話になり、今の事務部の礎を築いて頂いた。本当に感謝です。

東京医科歯科大学学長のO先生。私が学生当時、先生は恐らく今の自分（50歳）より少し若い位だったように思うのだが、歯科医師として今後生きていううえでのコアにしなければならない事をわかりやすく解説して頂いた。今でも、彼から教わった事はしっかりと私の体内に生き続いている。

ペリオのU先生や修復のF先生、補綴のS先生にも大変お世話になり、この場を借りてお礼を申し上げたい。ありがとうございました。

歯科医師会でもM先生、O先生、他様々な先生にお世話になっています。本当に感謝です。

恥ずかしい話、今までに様々な負の出来事もあった。横領事件や労働争議等等、今思えばそれがあったから対策をしっかりしていき今後につなげていけた。そういう意味では当時大変な思いをさせてくれたこれらの人々を〝厄介者〟として扱ったが今では戦友と思えるくらいの余裕が生まれているような気がする。

今、我々は都賀を中心に健康街づくりタウン計画を模索中である。地域活性化の為、都賀デンタルクリニックや、技工所、事務所（来年度、都賀に移転予定！）を地域住民の憩いの場として提供しようというものである。

今後、日本全国、人口が急激に減少していく。人口増加の県は東京を中心に関東3県神奈川、埼玉、千葉と兵庫、愛知くらい。千葉県は辛うじて人口増加県ではあるが、成田、東金市以東、市原市以南では明らかに人口が減少している。我が千葉市若葉区も例外ではなく2、3年前から人口減少に転じたようだ。

本気で魅力ある街づくりをしていかないと人々がこの街から去っていく。風雲急を告げているのである。そういう思いを都賀デンタルクリニックが入っているビルのオーナー〝戸村さん〟に持ちかけたところ快く承諾してくれ、微力ながら〝町興し〟〝街づくり〟に貢献していける環境が整いつつある。戸村さんは以前からお世話になりっぱなしで無理難題をいつもニコニコと解決して頂いて本当に助かっている。大変、心の広い方です。この場を借りて本当にお礼を申し上げたい。「ありがとうございます」

もし余裕があれば私が生まれ育った広島にも何らかの形で貢献できればうれしい。その時まで両親には長生きして頂きたい。

昔なら人生は50年と言われ続けてきた。50代60代は、次の世代へ引き継ぐことを考える年代だ。その土壌づくりに余念のない毎日だ。やりたいことが山のようだ。こういった環境を与えてくれた全人々に、関わった全土地に、感謝感謝だ。

そういう思いが伝わったたか、今回の人事で大久保二朗君を新理事長に迎えることが出来た。彼は節目節目に海星会の危機を救ってきた若きリーダー。今後も理事長としてその能力を存分に発揮してくれるはずだ。期待大だ。

今後、私は海外に出ていくが、経営、医療だけではなく、人との交流を通じて文化、民族、社会に関わって行きたい。それを通じて何かに貢献できたらと思っている。思いは大きく果てしない。本当に欲張りな私で、すみません。

尚、この本はコンピューターで言うとOS（Mac OS、Windows、Android等）の部分をしっかり強化させるために書いた本でありアプリケーション（エクセル、ワード、スカイプ、パワーポイント等）の部分にはあまり触れていません。具体的な経営論を期待して読み進めた人にはどうもすみませんでした。しかし、ここまで読んで頂きどうもありがとうございました。

２０１４年１月元旦

川本　真

おわりに

この本はもしかしたら書店に並ぶかもしれない。そんな事を聞いて欲が出た。どうせなら良い物が書きたい。更に売れたらもっと良いと。しかし、筆が進まない。こんなことを書いたらつまらないだろう。誰も関心を持たないのではないかと様々な雑念が頭をよぎる。

書こうとすればするほどプレッシャーでますます押しつぶされそうになる。「作家や雑誌記者など大変なんだろうな〜、毎回、毎回、この〆切というプレッシャーと戦わなければならないのか〜」と他人の事を思えた時、ふと、ひらめいた。「私は作家でも記者でもない。」「気楽にいこうや」「文章が下手でも誰も責めやしない」「この作品を仕上げたら恐らく一生本を書くことなんてないだろう」

自分のために自分に向けて、本を書こう。50年生きてきた記録として……。そう考えると楽になった。

次から次にアイデアが浮かび9月中旬から書き始めた原稿が10月中には、ほぼ書き終えてしまった。

自分で言うのもおこがましいが本当に良い経験になった。自分を見つめなおせた。55、60、70と年を重ねていったとき、この本をそっと読み返してみたい。「あ〜、50歳の時、私はこんなことを考えていたのか……。」と感慨深くなるであろう。

今の時代、本など出版しなくても、ネットを使って（ブログやＦＢ、etc…）自分の事をアウトプット出来る面白い時代になったなと、この本を書き終えて素直に喜びを実感出来た。つい2、30年前は有名な作家の本や新聞、雑誌を除くと殆ど人の書いた文章に出会える機会はなかった。せいぜい自分の子供の作文か、ラブレター程度であろうか。かなり時代は進歩している。

どんどん人々が自分をアピールして世間に発信してほしい。きっと新しい何かが生まれるに違いない。色々な生き様を是非世界に知らしめて頂きたい。そんな思いで一杯だ。

◉著者略歴

川本　真（かわもと しん）

1963年８月	広島県呉市に生まれる
1990年３月	東京医科歯科大学歯学部卒
2000年11月	千葉市若葉区に約10年半の勤務医を経て都賀デンタルクリニック開業
2002年	訪問歯科診療スタート
2003年９月	マリブ海浜歯科室　開設 医療法人社団海星会発足
2006年12月	ユーカリが丘デンタルクリニック開設
2009年10月	船橋デンタルクリニック開設
2012年６月	ニュータウン中央歯科室開設
2013年４月	（株）デンリッシュを興す
2013年９月	ハワイにK's Dental studio 開設
2014年１月	都賀デンタルクリニック大改装 都賀デンタルクリニックエステティックケア開設
５月	プノンペン（カンボジア）にK's Dental Clinic & Laboratory 開設予定

どろ賢経営

町の歯科医からアジアの歯科医、そして世界へ

2014年3月10日〔初版第1刷発行〕

著　者　川本　真

発行人　佐々木紀行

発行所　株式会社カナリア書房

〒141-0031 東京都品川区西五反田6-2-7 ウエストサイド五反田ビル3F
TEL　03-5436-9701　　FAX　03-3491-9699
http://www.canaria-book.com

印刷所　石川特殊特急製本株式会社
装　丁　田辺智子
ＤＴＰ　いりす

ISBN 978-4-7782-0260-6 C0034

カナリア書房の書籍ご案内

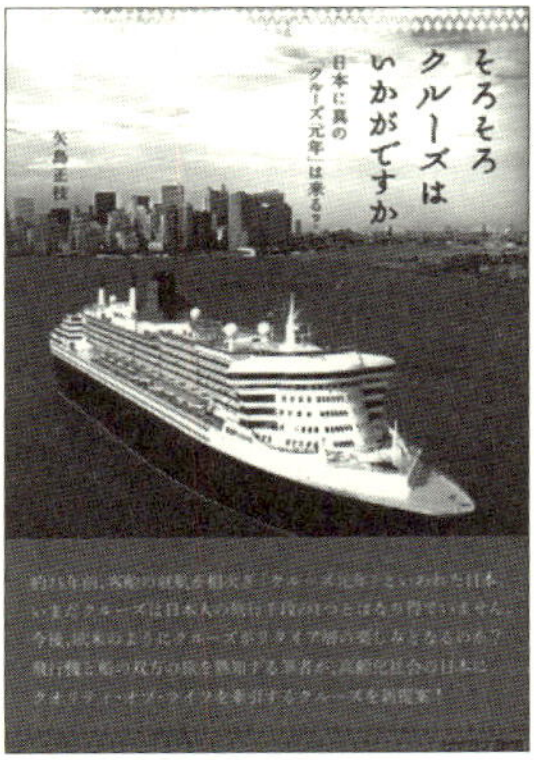

そろそろクルーズはいかがですか
日本に真の「クルーズ元年」は来る？

矢島 正枝　著

「究極の旅行」クルーズの魅力を知る

日本にはあまり浸透していないクルーズ旅行の全貌を紹介すると共に、シニア層に向けて老後を豊かに過ごすためのクルーズ旅行を提案。
上質なホスピタリティ対応の極意を、クルーズ業界ならではの視点で紹介し、サービス産業関係の方にも参考にしていただきたい１冊。

2013 年 4 月 10 日発刊
定価 1300 円（税別）
ISBN978-4-7782-0250-7

真実のラブレター
愛と孤独の泣き笑いノート

愛本 絵美　著

過去は消せない。
一緒に前を向いて歩こうよ

人生何があるかわからないからこそ、前を向いて歩いていくことの大切さを知ることができる。自分を見つめなおしたいときに手にとってほしい１冊。

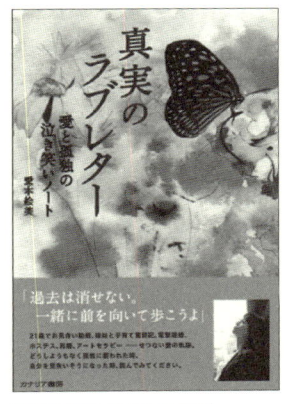

2013 年 2 月 20 日発刊
定価 1300 円（税別）
ISBN978-4-7782-0248-4

カナリア書房の書籍ご案内

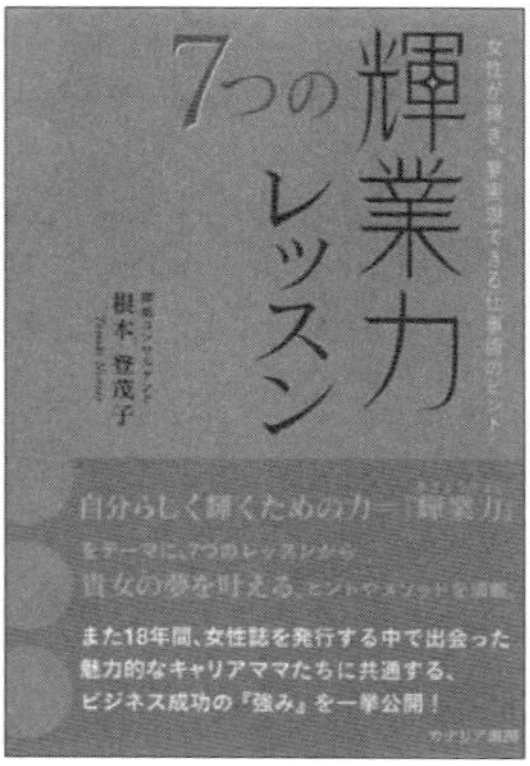

2013 年 6 月 27 日発刊
定価 1500 円（税別）
ISBN978-4-7782-0253-8

7つの輝業力レッスン
女性が輝き、
夢実現できる仕事術のヒント

根本　登茂子　著

職業人、主婦、母親、人として、
自分らしくキラキラと輝き続けたい
女性への応援メッセージ！！

働く女性として、20 年間キャリアを積み続けたその軌跡をたどり、夢を実現できる仕事術のヒントとは？
自分らしく輝くための力＝『輝業力』をテーマに、７つのレッスンから貴女の夢を叶えるヒントやメソッドが満載。

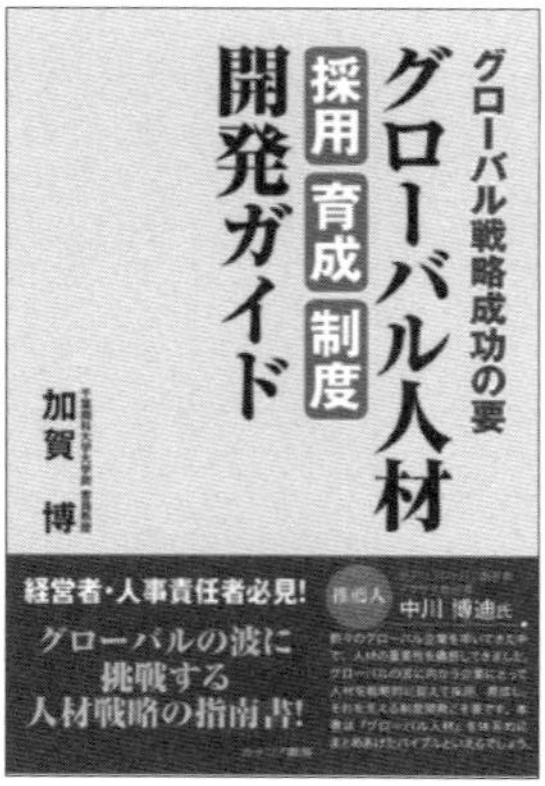

2013 年 5 月 20 日発刊
定価 3000 円（税別）
ISBN978-4-7782-0252-1

グローバル戦略成功の要
グローバル人材
採用・育成・制度
開発ガイド

加賀　博　著

個人の、企業の、政治の国際化が必要
とされる時代のガイドブック

著者の４０年超にわたる人材・組織研究の現場体験をもとに普遍的な総合手法を集約。グローバル時代を【果敢】にチャレンジされる経営者、管理者、専門家、そしてグローバル人材の皆様に役立ててもらいたい１冊。